**本书编写人员：**

韩云涛（昆明医科大学公共卫生学院）

肖　霞（昆明医科大学公共卫生学院）

焦　锋（昆明医科大学公共卫生学院）

宋肖肖（昆明医科大学公共卫生学院）

秦明芳（云南省疾病预防控制中心慢性病防治所）

邵　英（云南省疾病预防控制中心慢性病防治所）

盛　迅（昆明医科大学口腔医学院）

刘志涛（云南省疾病预防控制中心营养与食品卫生所）

阮　元（云南省疾病预防控制中心营养与食品卫生所）

王海彦（昆明医科大学护理学院）

喻　箴（昆明医科大学公共卫生学院）

金　凤（昆明医科大学第二附属医院特需病房科）

PUBLIC HEALTH IN AN AGING SOCIETY

# 应对老龄化社会的公共卫生

韩云涛 肖霞 编著

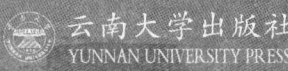
云南大学出版社
YUNNAN UNIVERSITY PRESS

图书在版编目（CIP）数据

应对老龄化社会的公共卫生/韩云涛,肖霞编著. -- 昆明：云南大学出版社,2017
ISBN 978-7-5482-3033-5

Ⅰ.①应… Ⅱ.①韩…②肖… Ⅲ.①老年人—公共卫生—卫生服务—研究—中国 Ⅳ.①R126.4

中国版本图书馆CIP数据核字(2017)第150389号

**责任编辑：**周　飞
**封面设计：**王嫄一

# PUBLIC HEALTH IN AN AGING SOCIETY
# 应对老龄化社会的公共卫生

韩云涛　肖　霞　编著

| | |
|---|---|
| 出版发行： | 云南大学出版社 |
| 印　　装： | 昆明淙纶印刷有限公司 |
| 开　　本： | 787mm×1092mm　1/16 |
| 印　　张： | 12.75 |
| 字　　数： | 236千 |
| 版　　次： | 2017年6月第1版 |
| 印　　次： | 2017年6月第1次印刷 |
| 书　　号： | ISBN 978-7-5482-3033-5 |
| 定　　价： | 42.00元 |
| 社　　址： | 昆明市一二一大街182号（云南大学东陆校区英华园内） |
| 邮　　编： | 650091 |
| 电　　话： | （0871）65031071　65033244 |
| E - mail： | market@ynup.com |

本书若发现印装质量问题，请与印厂联系调换，联系电话：0871-65639661。

# 前 言

截至2015年，我国60岁及以上老年人口的数量达到2.2亿。据国家应对人口老龄化战略研究总课题组发布的报告，预计2012—2050年，我国老龄化水平由14.3%提高到34.1%，是世界上人口老龄化速度最快的国家之一。世界卫生组织建议各国在疾病预防、医疗系统、长期关怀和给予老年人帮助的环境四大方面构建健康养老体系。面对人口老龄化带来的挑战，为科学和积极地应对人口老龄化，党的十八届五中全会提出了全面实施一对夫妇可生育两个孩子的政策。这些将给我国的人口、家庭、社会、经济、文化带来广泛影响。由于老年人和老年病的特殊性，国内多从临床医学角度开展老年学和老年病学研究，来解决老龄化带来的健康问题。

本书以促进老年人"老而不病或老而少病、病而不残、残而不废、废而不弃、死而不痛"为目标，采用多学科概念在公共卫生领域内探讨如何应对老龄化社会、开展老年保健，强调社会、医院、社区、家庭和个人的力量的参与，从公共卫生的发展、老龄化社会中公共卫生的作用、社会参与与健康老龄化、老年流行病学、老年医疗服务与管理和老年人群的长期照护方面进行了探讨和总结。

本书具体撰稿人：第一章为韩云涛；第二章为肖霞；第三章为焦锋；第四章为宋肖肖；第五章为秦明芳、邵英、盛迅、刘志涛、阮元；第六章为王海彦、喻箴、金凤。全书由肖霞、韩云涛、焦锋和宋肖肖修改、统稿。非常感谢来自不同学科的各位研究者的参与和贡献！

鉴于编者水平有限，书中难免有不尽如人意和错误之处，恳请各位读者提出宝贵意见。希望本书所展现的内容和相关研究结果、思考以及建议能够对相关的学术研究和实际工作部门有所帮助。

# 目 录

**第一章 公共卫生的当代视野** …………………………………………（1）
 第一节 公共卫生的概念 …………………………………………（1）
 第二节 公共卫生的功能 …………………………………………（2）
 第三节 公共卫生的作用 …………………………………………（6）
 第四节 公共卫生问题 ……………………………………………（9）

**第二章 老龄化社会中公共卫生的作用** ……………………………（14）
 第一节 人口老龄化的概念 ………………………………………（14）
 第二节 全球视野下的公共卫生和老龄化观点 …………………（18）
 第三节 老龄化社会中的公共卫生 ………………………………（32）

**第三章 社会参与与健康老龄化社会** ………………………………（40）
 第一节 社会参与健康老龄化理论概述 …………………………（40）
 第二节 社会参与健康老龄化 ……………………………………（48）
 第三节 老年人的社会参与 ………………………………………（60）

**第四章 老年人与老年病流行病学** …………………………………（69）
 第一节 老年人与老年病 …………………………………………（69）
 第二节 人口老龄化中的人口统计学和流行病学观点 …………（75）
 第三节 老年流行病学概述 ………………………………………（78）

## 第五章 老年医疗服务与管理 (88)
### 第一节 老年慢性病、相关危险因素及其干预 (88)
### 第二节 老年人群口腔常见疾病防治及保健 (106)
### 第三节 老年营养与健康 (130)

## 第六章 老年人群的长期照护与健康护理 (168)
### 第一节 资助与组织老年人群的长期照护 (168)
### 第二节 老年人的家庭护理和机构护理 (184)

# 第一章　公共卫生的当代视野

认识公共卫生能帮助当今人群对健康问题有深入的理解，能理解医学的作用是有限的，重要的是人群能尚在健康时或者从小养成健康的意识，自觉规范和约束自己的行为，远离和规避影响健康的因素，自觉维护健康。本章力图用浅显的言语来描述公共卫生的概念和功能，以帮助人们理解公共卫生对当今社会发展的作用。

## 第一节　公共卫生的概念

"公共卫生"，顾名思义，是关系到一个国家或一个地区人民大众健康的公共事业。公共卫生的具体内容包括对重大疾病尤其是传染病（如结核、艾滋病、SARS 等）的预防、监控和医治，对食品、药品、公共环境卫生的监督管制，以及相关的卫生宣传、健康教育、免疫接种等。

"公共卫生"是由英文 public health 翻译过来的。早年国人对公共卫生的理解还停留在"讲卫生、不得病"的思维中，所以 public health 就译为公共卫生。现今理解的 public health 比公共卫生含义更深，就像"个人卫生"与"个人健康"有差别一样。所以，把 public health 译为公众健康应更为贴切。

本文沿用"公共卫生"是因为国人特别是学术界长期习惯使用"公共卫生"一词。

实际上，就医学领域的分类而言，"公共卫生"一词的内涵还是比较清楚的，是针对社区或者社会的医疗措施，它有别于在医院进行的，针对个人的医疗措施。比如疫苗接种、健康宣教、卫生监督、疾病预防和疾病控制、各种流行病学手段等，当然并不是完全针对传染病而言的。

当经济学家（包括卫生经济学家在内）提到"公共卫生"一词时，他们并不完全是在指"公共卫生"的医学内涵，而是在说从经济学理论出发，应当由政府来支出的健康服务或者手段。

公共卫生与普通意义上的医疗服务是有一定差距的。为了能够公平、有效、合理地配置公共卫生资源，为大众的健康负责，必须要明确什么是公共卫生。

美国城乡卫生行政人员委员会将公共卫生定义为：公共卫生是通过评价、政策发展和保障措施来预防疾病、延长人寿命和促进人的身心健康的一门科学和艺术。

公共卫生致力于提高全人群的身体健康，因此理解健康的定义和影响健康的因素对公共卫生工作的开展至关重要。世界卫生组织（WHO）的定义认为"健康不仅仅是指身体没有疾病，而是身体、心理和社会适应的完好状态"。影响个体和群体健康的因素被称为健康决定因素。健康决定因素包括人的遗传基因、物质环境、行为、收入、教育水平、人际关系和医疗保健的利用及可及性。

我们知道人类的健康与四大因素有关，即生物遗传因素、环境因素、行为生活方式以及卫生服务。其中的环境因素和行为生活方式已成为现今影响人类健康的主要影响因素。环境因素中政治因素对人类健康影响最大，政策又是政治因素中举足轻重的一环。政策可以改变人类生存环境，促使人们行为及生活习惯转变，从而影响人类健康变化。

公共卫生还有一项更有意义的内容。在人类现实生活中，公共卫生帮助了解人类的生存状态，分析一切影响人类健康的因素，诊断生存环境中的危害健康的因素并提出改进建议，为决策者提供有用的科学依据。

## 第二节 公共卫生的功能

### 一、公共卫生功能的认识

公共卫生是一个相当宽泛的概念，在不同的社会、同一社会的不同时期，公共卫生的含义都会有所不同。发达国家的学者提出，公共卫生是为保护和提高人群健康水平，预防疾病、伤害和失能的发生，社会做出的有组织的反应。国内一些专家和学者对公共卫生还不能给出一个统一的定义或界定明确范围。大部分专家、学者认为，所谓公共卫生就是以预防医学的理论、观点和技能为基础，对预防疾病、促进人群健康所采取的社会性实践，也称公共卫生措施。公共卫生措施包括基础性公共卫生措施和应急性公共卫生措施。

2003年，中国政府对公共卫生做出的定义是：公共卫生就是组织社会共同努力，改善环境和卫生条件，预防控制传染病和其他疾病流行，培养良好的卫生习惯和文明生活方式，提供医疗卫生服务，达到预防疾病，促进人民身体健康的目的。

公共卫生的功能决定了公共卫生的作用和发展方向，只有明确了公共卫生的功能，才能确定公共卫生能做什么。对于疾病而言，临床医学治疗疾病，而公共卫生则是预防疾病和检测疾病。在近50年的发展过程中，我国公共卫生事业发生的重大变化是随着疾病发生发展变化而变化的，比如原来是以控制急性传染性疾病为主而建立卫生防控体制，但随着国家社会经济发展变化，人们的物质文化生活发生了变化，影响人们健康的重大疾病也发生了巨大变化，因此我国公共卫生的功能以及由此而建立的卫生防控体系也发生着重大转变。

### 二、公共卫生功能的变化基础

公共卫生功能的变化基础是居民的健康需求。过去国家居民健康水平的衡量是以延长寿命为指标的，但随着社会进步、文化昌明、经济繁荣，人们对健康的要求更具现代特色，不仅仅要延长寿命，还要求在长寿的基础上，活得更有积极的意义，活得更加幸福。于是公共卫生的服务也随之变化。

公共卫生是整个社会全体成员预防疾病、增进健康的事业。今天公共卫生的意义已超出了医学科学的范畴，具有极重要的社会学意义。人类社会发展进步最重要的目的之一是为了人类大家庭中每个成员的健康发展，生活质量不断提高且寿命不断延长，而这主要是通过公共卫生事业的发展来体现和衡量的。公共卫生的指标直接标志着人类的生存状况。

### 三、公共卫生功能的社会学意义

我国政策中，"人人享有基本医疗卫生服务"的本质含义是"公平享有"，任何公民，无论年龄、性别、职业、地域、支付能力等，都享有同等的获得基本医疗卫生服务的权利。"基本医疗卫生服务"指的是与我国社会主义初级阶段经济社会发展水平相适应的，国家、社会、个人能够负担得起的，投入低、效果好的医疗卫生服务。基本医疗卫生服务既包括疾病预防控制、计划免疫、健康教育、卫生监督、妇幼保健、精神卫生、卫生应急、急救、采供血服务以及食品安全、职业病防治和安全饮用水等公共卫生服务，也包括采用基本药物，使用适宜技术，按照规范诊疗程序提供的急慢性疾病的诊断、治疗和康复等医疗服务。

## 四、公共卫生服务内容

公共卫生服务是一种成本低、效果好的服务，但又是一种社会效益回报周期相对较长的服务。在国外，各国政府在公共卫生服务中起着举足轻重的作用，并且政府的干预作用在公共卫生工作中是不可替代的。许多国家对各级政府在公共卫生中的责任都有明确的规定和限制，以利于更好地发挥各级政府的作用，并有利于监督和评估。根据国家基本公共卫生服务对全国居民健康保障的要求，我国公共卫生的作用可用表1-1的内容表示。

表1-1 国家基本公共卫生服务项目一览表

| 序号 | 类别 | 服务对象 | 项目及内容 |
| --- | --- | --- | --- |
| 一 | 建立居民健康档案 | 辖区内常住居民，包括居住半年以上非户籍居民 | 1.建立健康档案；2.健康档案维护管理 |
| 二 | 健康教育 | 辖区内居民 | 1.提供健康教育资料；2.设置健康教育宣传栏；3.开展公众健康咨询服务；4.举办健康知识讲座；5.开展个体化健康教育 |
| 三 | 预防接种 | 辖区内0~6岁儿童和其他重点人群 | 1.预防接种管理；2.预防接种；3.疑似预防接种异常反应处理 |
| 四 | 儿童健康管理 | 辖区内居住的0~6岁儿童 | 1.新生儿家庭访视；2.新生儿满月健康管理；3.婴幼儿健康管理；4.学龄前儿童健康管理 |

续 表

| 序号 | 类别 | 服务对象 | 项目及内容 |
|---|---|---|---|
| 五 | 孕产妇健康管理 | 辖区内居住的孕产妇 | 1. 孕早期健康管理；2. 孕中期健康管理；3. 孕晚期健康管理；4. 产后访视；5. 产后42天健康检查 |
| 六 | 老年人健康管理 | 辖区内65岁及以上常住居民 | 1. 生活方式和健康状况评估；2. 体格检查；3. 辅助检查；4. 健康指导 |
| 七 | 慢性病患者健康管理（高血压） | 辖区内35岁及以上原发性高血压患者 | 1. 检查发现；2. 随访评估和分类干预；3. 健康体检 |
| 七 | 慢性病患者健康管理（Ⅱ型糖尿病） | 辖区内35岁及以上Ⅱ型糖尿病患者 | 1. 检查发现；2. 随访评估和分类干预；3. 健康体检 |
| 八 | 重性精神疾病（严重精神障碍）患者管理 | 辖区内诊断明确、在家居住的重性精神疾病（严重精神障碍）患者 | 1. 患者信息管理；2. 随访评估和分类干预；3. 健康体检 |
| 九 | 结核病患者健康管理 | 辖区内肺结核病可疑者及诊断明确的患者（包括耐多药患者） | 1. 可疑者推介转诊；2. 患者随访管理 |
| 十 | 中医药健康管理 | 辖区内65岁及以上常住居民和0~36个月儿童 | 1. 老年人中医体质辨识；2. 儿童中医调养 |

续 表

| 序号 | 类别 | 服务对象 | 项目及内容 |
|---|---|---|---|
| 十一 | 传染病和突发公共卫生事件报告和处理 | 辖区内服务人口 | 1. 传染病疫情和突发公共卫生事件风险管理；2. 传染病和突发公共卫生事件的发现和登记；3. 传染病和突发公共卫生事件相关信息报告；4. 传染病和突发公共卫生事件的处理 |
| 十二 | 卫生监督协管 | 辖区内居民 | 1. 食品安全信息报告；2. 职业卫生咨询指导；3. 饮用水卫生安全巡查；4. 学校卫生服务；5. 非法行医和非法采供血信息报告 |

注：对血压、血糖不稳定的患者增加2次随访。

对基本稳定和不稳定的重性精神疾病（严重精神障碍）患者增加4次随访。

根据公共卫生的根本目的是为国家全体居民的健康服务，今后一定时期内，我国公共卫生服务的重点还是在促进基本公共卫生服务逐步均等化，切实增进居民健康、实现卫生公平，把基本医疗卫生制度作为公共产品向全民提供。

## 第三节 公共卫生的作用

政府在维护和提升公众健康中起着至关重要的作用。政府在公共卫生评估、政策支持和社会保障过程中进行参与、引导和管理。

公共卫生评估要求政府能持续地监测人群的健康状况，为确定社区健康问题和危害而进行疾病模式调查，利用流行病学、社会学、人类学的具体方法，进行社区健康问题的诊断，并提出改善当地居民健康的决策依据和改进建议。

政策支持要求公共卫生相关部门就健康问题能告知、教育和赋权给社区人群；为确定和解决健康问题，动员社区参与为个人和社区的健康提供相应的政策和计划支持。加强社区卫生服务质量管理，培养以全科医生为主的基层卫生服务队伍的建设。

公共卫生的社会保障，需要政府加强保障人民的健康和生命安全的法律法规的执行；确保个性化的健康服务和提供卫生保健；确保公共卫生能力和个性化健康服务的人力资源；评估个人和人群卫生服务的有效性、可及性和服务质量。

随着公共卫生事业的不断发展，产生了创新性的策略应对与每个核心功能相联系的健康问题。同时，也需要越来越多的研究确定和检验这些策略。

### 一、基本医疗保障制度建设

基本医疗保障制度是国家社会保障体系的一部分，在我国现阶段又是最重要的部分。因此，需加快推进基本医疗保障制度建设，提高城镇职工基本医疗保险、城镇居民基本医疗保险和新型农村合作医疗参保率，健全城乡医疗救助制度，增加各级政府对贫困地区的资助力度，明显减轻城乡居民个人医药费用负担。

### 二、培养公共卫生人才

健全基层医疗卫生服务体系，加快农村三级医疗卫生服务网络和城市社区卫生服务机构建设，发挥基层医疗机构的龙头作用，建成比较完善的基层医疗卫生服务体系。培养公共卫生人才为社区居民提供基本健康服务，满足他们日益增长的健康需求，实现国家提倡的"首诊进社区"的目标，从根本上解决"看病难、看病贵"的现象。

### 三、提升公众的健康意识

随着人口老龄化的加剧，生活工作存在的潜在风险上升，受人们生活水平提高、生活环境改善、居家出行方式变化等因素的影响，居民慢性病患病率呈上升趋势，原发病及其并发症已严重威胁人们的健康。

健康是人全面发展的基础，关系千家万户的幸福。面对日益变化的健康危害因素，以及人们健康需求的改变，要求国家必须以基层卫生工作人员为主，适时地开展有效的、有针对性的、多渠道多形式的健康教育活动，在提升居民健康保健意识的同时，促使其改变不健康的行为和生活方式。

## 四、促进基本公共卫生服务逐步均等化

国家采取多种途径，逐步向城乡居民统一提供疾病预防控制、妇幼保健、健康教育等基本公共卫生服务；健全城乡公共卫生服务体系，完善公共卫生服务经费保障机制；逐步实现城乡居民公共卫生服务均等化。

## 五、医患间有效的交流沟通

公共卫生除了发挥卫生评估、政策支持和社会保障的作用外，医患间有效沟通对公众来说也是非常重要的。许多例子表明，因为对公共卫生服务不了解，所以人们很难从公共卫生事业发展的成果中获益。健康意识的提高，疾病的预防，更多健康资源的投入和生活质量的提升，这一系列看得见的成果都应归功于我国公共卫生事业发展所取得的成效。但现实中个人很少会将其健康状况的改善与公共卫生的干预和活动联系起来。

此外，有效的交流沟通也可以极大改善现在日益突出的医患矛盾。

## 六、与时俱进的国际方法

开展政府主导、部门合作、全民参与的以基层为主的健康促进活动。国际上评估公共卫生服务的方法有提高监管力度、开展以社区为基本单位的研究、绘制空间地理疾病地图和社交网络。

以社区为基本单位的研究方法，是与社区伙伴合作，将知识和行动联系起来，以提高社区健康和减少人群差异。该方法假设采用干预措施更有效，因为它包含了社区观察和病因学理论。该方法尤其鼓励社区居民的参与，因为参与本身可以提高参与者的健康。

空间地理疾病地图通过特殊的地理位置将与健康相关的因素和结果联系起来。地图软件可以分析他们的位置和健康关系。地图可以识别这个地区的发病率、死亡率和健康危险因素，同样也可以用来比较相邻地区的发病率。地理空间图的测绘技术可以通过特殊定位和有效干预，提高研究的质量，推动公共卫生的发展。这个技术经常应用在健康危险因素与环境毒物和暴露程度的研究中。

在这个信息爆炸的时代，网络技术的发展为公共卫生专家和公众提供了很多的交流机会。由于可以应用到很多网络工具，相比传统的公共卫生交流方式，现

在参与到交流中的观众比预期增加得更多，交流更快、更容易。例如，在一项针对青少年的反吸烟运动中，给青少年设计了一系列包含反吸烟内容的网络游戏，让他们了解无烟知识，保持无烟环境。利用新兴技术有助于缩小代沟，有助于有效研究人群的健康问题。

## 第四节　公共卫生问题

所谓公共卫生问题就是引起公众健康变化的社会性问题。我国的公共卫生问题首先是易引发公众健康负向变化的、影响面极其广泛的政策性问题，其次是社会文化生活变化引起的环境问题。

### 一、公共卫生发展中的重要问题

公共卫生在发展中取得很多历史性的成就，同时在 21 世纪也面临更多新的挑战。人口老龄化会带来许多挑战，但同样也会产生新的机遇，我们要制定有效的策略使人群健康最大化。在群体的基础上，公共卫生的研究要有深度和广度，如研究设计阶段要包含社区人口总数和干预措施的评估。要提高公众的积极性，以共同应对公共卫生的挑战。

当代重要的公共卫生服务有：慢性非传染性疾病、感染性疾病、合并症和并发性流行疾病、许多新发的疾病和生物恐怖主义、健康差异、健康促进、预防接种、循证医学的健康政策和行动、分娩与健康服务、完善研究策略，还有金融和健康改革。

### 二、慢性非传染性疾病

慢性非传染性疾病的患病率在 20 世纪内不断上升。21 世纪初，30 岁以上的人群中慢性病医疗负担费用占全球疾病费用负担的 72%。心血管疾病已成为全球第一位的死亡原因。心血管疾病有 80% 发生在发展中国家。随着社会文化的发展和经济生活水平的不断提高，人群超重和肥胖患病率也在提高，这也导致患有慢性病的人增多。目前，在所有收入群体中，慢性病已成为最主要的死亡因素。而慢性病并非首先出现在发达国家当中。

慢性病的预防和管理将会是全球公共卫生的核心问题。对个体和群体的干预在实施的过程中，同时进行又相互补充。例如，在进行肥胖流行病学的干预中，既要把目光放在个体上，指导和建议他们进行适当的饮食和合理的锻炼；又要在社区群体中，进行餐桌营养知识的宣传，确保居民乐于参与健康运动。这种以病人为中心的医疗模式有助于减少慢性病人的负担，越来越受到大家的欢迎。通过公共卫生和医学模式相结合，对慢性病患者实行基层的治疗，可以整合医疗系统的零散资源，有助于促进健康，提高生命质量。

### 三、传染病

人类成功地消灭了天花，大大减少了其他传染病的传播，使近年来传染病的发病率明显下降。不同国家和地区传染病的发病率下降比例有所不同，低收入国家的下降比例高于高收入国家。

目前，在全球有较高发病率的传染性疾病有：肺结核、疟疾、HIV/AIDS 和痢疾等。健康服务部门及当地居民理解健康的决定性因素，可以降低传染性疾病的传播，帮助公共卫生专家控制未来暴发的传染病的影响。

自从艾滋病在 1980 年出现，在长期坚持不懈的监测下，艾滋病的流行传播得到了控制。通过 30 多年来的倡导，反歧视教育，研发新的药物使艾滋病在发达国家由急性、致命性的严重传染病转变为慢性传染性疾病。尽管在控制艾滋病的发生发展上取得了进步，但艾滋病的早期快速传播，后来的外来人群感染继而再发展到全球流行，暴露了健康服务部门应对新出现的疾病的能力尚有不足。

科学管理监测健康数据，鉴别新出现的传染性疾病是公共卫生一直以来优先要做的事情。用通俗易懂的沟通方式，向公众解释疾病的传播情况和收集到的健康数据，对于传染病的管理是很重要的。随着全球一体化，国际贸易和跨国旅游的增多，公共卫生也应提高其预防和控制新发传染病的能力。在传染病相关工作中，公共卫生需要参与协调的有：确保提供足够安全的食品和洁净的饮用水，适当接种疫苗，提高个人的健康意识及其相关知识和减少抗生素的滥用。

除了新发的传染病，抗生素产生的耐药性也是未来公共卫生要面临的一个重要挑战。科学和基因技术的发展将会提供有价值的治疗方法来预防和控制传染病。高密度的 DNA 微阵列技术和生物传感器等高科技的发展，可以快速检测传染病和机体内存在的抗生素耐药基因。基因学的应用可以使个体疫苗的研发、疾病的治疗和传染病的干预有进一步的发展。

### 四、合并症和并发性流行

并发性流行指发生了两种或两种以上的流行病。并发性流行的发生是因为人群中的合并症超出了可控的范围。群体中出现健康相关的问题与个人、时间、地点有关。举其中一个例子：艾滋病的流行和结核杆菌的传播，二者共同作用，在发展中国家内造成了并发性流行。在全球范围内，艾滋病成为感染结核的最重要单因素之一。感染艾滋病的患者中大约有1/3患有结核，感染结核的患者大约有1/10患有艾滋病。同时患有结核和艾滋病的病人可以加快HIV破坏人体免疫系统的进程。

预防并发性流行不仅要注意疾病的预防和控制，还要控制与疾病相关的危险因素。例如，艾滋病和结核病的共同治疗和预防，能使治疗费用、影响效益最大化。

未来并发症的研究方向包括：理解各疾病间的生物学作用，认识使健康恶化的因素，减少并发性流行的发生，对人群中的合并症进行干预。对贫穷、营养不良、压力、歧视、行为和环境毒物暴露等因素进行评估控制，可以摆脱并发性流行的出现和发展。

### 五、生物恐怖主义和新发疾病

在应对2001年美国发生的恐怖主义袭击、2005年墨西哥湾沿岸的飓风、2007年和2009年分别暴发的H5N1和H1N1流感病毒中，各国和地方政府在公共卫生基础设施建设和维护中投入了大量的金钱。投资这些基础设施是为了提升公共卫生系统的预警能力，使其能够应对大范围新出现的疾病。

基础设施的投资不完全受限于经费问题，而是取决于政府的公共卫生决策。

### 六、健康差异

健康差异是指在同样的体质下，由于社会经济地位、性别、抵抗力、种族和民族的不同等导致人群中出生率和死亡率的差异。政府与个人的健康投入可以导致人群中出现健康差异。

持续受到歧视或不公平对待的群体比友好的社会群体更容易不健康或遭受更

多的健康风险。例如，由于种族、民族差异，体质不同，健康投入也会有差别。

从宏观的层面上来说，贫富两极分化使得部分低收入者对生活缺乏憧憬，甚至不再期待更高收入。社会经济地位较低的人更有可能出现健康问题，因为他们暴露在较差的环境中，面临失业，邻里关系不和谐，处于不公平的社会、经济环境。

社会地位不平等、种族歧视等也会通过经济、环境、社会心理和医源性的方式对健康产生不利的影响。研究人员想到了很多模型来描述这种健康差异，其中包括：种族基因、健康行为、社会经济地位、社会心理压力和结构性构建模型。种族基因模型是探索种族与公共卫生问题之间是否存在关联，如婴幼儿出生体重不足和高血压是否与人群中基因差异有关。健康行为模型是基于个体行为导致健康差异建立的。社会经济地位模型验证了由种族和社会经济地位不同引起的混杂。社会心理压力模型尝试将特殊的种族文化、民族社区和压力源与健康、疾病的关系联合看待。结构性构建模型验证了外部压力之间的关系，如在社会阶层和文化不同的情况下，社会关系、心理和个体压力之间的关系。这些模型都采用了研究和干预的方法。

### 七、健康促进和健康预防

健康促进是指在研究和干预的过程中把重点放在预防疾病和促进健康上，每个人都为健康而做预防，将个体行为与健康结果和健康服务利用联系起来。

健康促进策略旨在通过认识行为间的相互作用，将特殊的健康行为和社会、环境因素联系起来。鼓励个人养成和保持良好的生活方式，以健康促进为首要原则参与社区活动来预防疾病和保持健康。健康促进的信息应广泛来源于个性化的咨询、社会关系网、社区组织或公共机构。健康促进包括戒烟、健康饮食、积极锻炼和发生性行为时做好安全措施。其他措施包括：鼓励定期体检，如做好血脂、血压、乳腺癌、宫颈癌和结肠癌的筛查等。

健康促进的另一个重要方向是保障卫生设施的可持续使用，使得人群可长期受益。建议以社区为基本单位实现可持续的健康促进。提升生命质量、延长寿命的研究包括心理、精神健康，给予可互补的替代药物。在老年人中，遵从嘱咐、控制行为是健康促进效果和预防干预的一个限制性因素。提高群体的依从性需要细微地观察人们的信仰、态度、喜好、期待、限制性因素和抱负。

### 八、组织和提供保健服务

政府提高以循证为基础的健康体系研究，对证据进行比较，可以为未来如何有效组织和提供保健服务做好决策。在做好医疗体系服务的同时，还要扩大诊所数量和建立责任医疗组织。

以健康保健提供系统为中心的电子病历早在多个国家开始实行，如北欧的瑞士、丹麦和瑞典等国家。随着电子病历的推广使用，积极实行精确的医疗信息和联合治疗是非常重要的，同时也有利于提高个体疾病筛检、追踪和健康促进的能力。但在应用收集到的健康数据时，要注意保护病人的隐私。

医务人员和医生助理可以向社区诊所传授简单的急救知识。当身体有些小毛病时，患者可选择社区诊所，第一时间进行治疗。社区诊所渐渐进入主流社会，评估社区诊所的服务质量和给病人提供后期治疗的能力，并和传统的医疗方式做比较是非常重要的。

（韩云涛）

## 参考文献：

[1] 李鲁. 社会医学 [M]. 3版. 北京：人民卫生出版社，2014.

[2] 郝模. 卫生政策学 [M]. 北京：人民卫生出版社，2005.

[3] （美）威廉·科克汉姆. 医学社会学 [M]. 7版. 杨辉，张拓红，译. 北京：华夏出版社，2000.

[4] 梁万年. 卫生事业管理学 [M]. 3版. 北京：人民卫生出版社，2014.

[5] 姜润生，初炜. 社会医学 [M]. 2版. 北京：科学出版社，2010.

[6] 卫生部. 国家基本公共卫生服务规范 [Z]. 3版. 2017.

[7] Thomas R. Prohaska, Lynda A. Anderson, Robert H. Binstock. Public helath for an aging society [M]. Baltimore: The Johns Hopkins University Press, 2011.

# 第二章 老龄化社会中公共卫生的作用

20 世纪，通过提供干净的水源、安全的食物、清新的空气以及控制传染病的传播、增强应对突发事件的能力、提升职业和健康教育质量等一系列措施，在全球范围内健康事业发展，有效地增加了人群的预期寿命。全球范围内人均寿命的增加是一种进步，但人口老龄化可能会增加慢性病、非传染性疾病的发生（如心血管疾病、糖尿病、癌症和肺部疾病等）。在许多生活和工作的活动场所，公共卫生在应对老龄化问题上提出并实施了很多卫生策略和预防措施，在研究疾病发病率和死亡率的差异和变化时做了大量的研究。因此，人口老龄化是公共卫生在过去 100 年干预的成效，我们正面对着因为健康水平的提升和死亡率的下降而使人群寿命增加的现实。对老年人采取预防性的公共卫生措施在应对老龄化社会时是很重要的，这会使健康受益最大化。

## 第一节 人口老龄化的概念

### 一、老龄化的概念

在老龄化研究中，"老龄化（aging）"这个概念本身有两种含义，即人类个人的个体老龄化和人类整个人口的群体老龄化（人口老龄化）。个体老龄化的结果必然是人的死亡，这是由人类的自然属性（生物属性）所决定的，受生物规律的制约；群体老龄化的结果不会导致人类的灭亡，它是伴随人类的发展和进步而出现的现象，受社会规律的制约。无论是个体老龄化还是群体老龄化，虽然它们都是以人的生物性为基础的，是生物属性决定了人类的衰老过程和老龄化的速度,但是它们又受人类的社会制度、生活方式、行为方式等因素的影响,甚至法律和伦理道德都会从不同方面、不同程度影响个体和群体老龄化的范围和程度。

每个人的生命周期一般需要经历婴幼儿期、儿童期、少年期、青年期、成年期、老年期六个阶段,其中老年期是人生命周期中的最后一个阶段,也是绝大多数人类个体人生历程中的必经阶段。

人类个体老龄化是指人类生理机能随时间推移而衰老的过程。它主要受两种因素影响:一是遗传因素,它决定了人类生物体寿命的长短,是决定衰老最重要的因素;二是环境因素,包括生态环境和生活环境。在影响健康长寿的许多因素中,遗传因素占15%,社会经济因素占10%,与医疗服务技术有关的因素占8%,气候影响占7%,而60%取决于个人因素,如个人生活习惯、卫生行为、精神面貌和保健意识等。

随着人类寿命的不断延长,"老年"的概念表现出动态性的特征。年龄常常是界定老年人的一个关键性指标。20世纪初,60岁以上的人便算是老年人。20世纪60年代后,65岁以上的才是老年人,并且这一划分年龄还有继续增大的趋势。年龄有着不同的内涵,一般来讲,一个人的年龄可以分为日历年龄、生理年龄、心理年龄和社会年龄。

日历年龄是指个体从出生到现在按月计算的时间而确定的年龄,它是随着时间的推移而增加的。日历年龄不能完全代表人的生理功能、心理状况以及社会活动能力等方面的内容。

生理年龄是指一定时期人的身体器官达到某种功能并持续的某一年龄,是以正常个体生理学上和解剖学上的发育状况为标准确定的年龄。生理年龄不完全等同于日历年龄。由于先天和后天因素的影响,机体的生理功能、组织结构的老龄化速度是有所不同的,甚至有些个体差异很大。

心理年龄是从心理学的角度,反映个人心、智、行为的成熟度及变化,是根据个体心理活动的程度与功能确定的个体年龄。心理年龄可以分为三个阶段:0～17岁为未成熟期,18～59岁为成熟期,60岁以上为衰老期。

由于生理年龄、心理年龄和社会年龄涉及个人的身体状况、心理状况和社会行为的成熟度,一般较难测量,因而划分老年人的标准通常是以日历年龄作为参照标准的。国际上老年人的起始年龄一般有两个通行标准,即60周岁和65周岁。

根据1956年联合国在研究西方发达国家人口老龄化问题的基础上出版的《人口老龄化及其社会经济后果》的划分，老年人人口的起始年龄被规定为65周岁。而在之后的1982年维也纳"老龄问题世界大会"上，鉴于全球人口老龄化问题的日益加剧，并且考虑到广大发展中国家的具体情况，老年人口的划分标准被修订为60周岁及以上的老年人口。其中，将老年人分为60~69周岁（低龄老年人）、70~79周岁（中龄老年人）、80周岁及以上（高龄老年人）三个组别。也有学者将老年人口分为两个部分：一是65~74周岁的低龄老年人，二是年龄在75周岁及以上的高龄老年人。

老年人口的划分虽然是人口学研究中的学术问题，但是，由于现代社会中老年人的养老责任越来越多地由社会来承担，老年人的数量及比重的变动不仅会影响国民收入和财政支出中用于扶养老年人的资金比例，还会影响养老金、医疗费、生活照料费用等的支出，而且，老年人口的数量及其利益与其他群体的社会经济利益也紧密地联系在一起，老年人口所享受的社会福利待遇不可避免地对整个社会经济发展产生深刻影响。因此，老年人口的划分有深刻的社会经济意义。

## 二、人口老龄化

人口是由人类个体组成的，是人类个体的一个集合体，是一个国家、地区或一个单位内居住的人的总称，是构成社会和进行各种活动最基本的要素。

人口老龄化是指人口的年龄分布移向高龄，即老年人群比例增加。准确地说，人口老龄化应是人口年龄结构的老龄化，它从人口数量变化和年龄变化的角度来考察人口年龄结构的老龄化状况，是一个动态的变化过程。根据这一特征，学者们通常认为：人口老龄化是指总人口中年轻人口数量减少、年长人口数量增加而导致的老年人口比例相应增长的动态过程。

与个体老龄化不同的是，人口老龄化虽然是以人类的生物性老龄化为基础的，但其影响因素主要取决于社会条件和社会因素，是社会发展到一定阶段的必然结果，也是宏观的社会现象。造成人口老龄化的直接原因是出生率的下降和人口平均预期寿命的延长。在人口开放型的地区，它还受到人口迁移与人口流动的影响。

除了需要了解以上概念及指标外，还需要了解高龄化率这个概念。一般来说，随着人均预期寿命的提高，人口老龄化的一个突出表现是高龄老年人口的相对增加。高龄人口指的是日历年龄为80岁及以上老年人口，高龄化率则是指80岁及以上老年人口数量与60岁或65岁及以上老年人口数量之比。

### 三、健康老龄化与积极老龄化

世界卫生组织于1990年提出健康老龄化概念。它是指延长人类的生物学年龄及心理和社会年龄，使得老年人健康和独立生活的寿命更长、生命质量更高。现在健康老龄化的概念主要是在生理、心理或两者混合的框架下定义的。生物学对健康老龄化的定义强调躯体和认知功能；社会心理学对健康老龄化的定义包括生活满意度、心理资源、社会功能。从生物学观点来看，健康老龄化被表述为长寿、健康、无残疾、没有慢性疾病或危险因素并且躯体功能良好。健康老龄化像人口老龄化一样，是一个动态的过程，是人在生命过程中逐步发展的结果，同时也是利用过去的经验来应对现在的环境，从而继续学习和成长的过程。此外，学者研究显示老年人认为健康老龄化应该包括：①躯体、精神、心理和社会四个方面的健康；②资源和管理、生活满意度、有目标、经济保障、学习新的知识、有成就、外部面貌；③生产力；④对生活的贡献；⑤幽默感；⑥信仰等方面。

2002年，第二届联合国老年人大会提出积极老龄化的定义和政策框架。积极老龄化是指随着年龄的增长通过优化健康、积极参与和保障安全来提高生活质量，其政策框架中的三个支柱为健康、参与和保障。积极老龄化是在健康老龄化基础上提出的新观念。健康老龄化强调的是在进入老年之后，尽可能长久地保持各方面（生理、心理、智能等）的良好状态，而积极老龄化是指老年群体和老年人自身在整个生命周期中，不仅在机体、社会和心理方面保持良好的状态，而且他们要积极地面对晚年生活，作为家庭和社会的重要资源，可以继续为社会做出有益的贡献。

各级政府和非政府组织以及全社会各行各业要根据老年人的需要、愿望和能力，努力创造条件，使他们参与社会发展，充分发挥他们的作用。老年人退休后，仍然是家庭和社会的宝贵资源，要使他们享受终身教育，融入社会，力所能及地参加社会、经济、文化、政治、教育、体育等活动，给时间以生命，使老年人活得有价值、有意义。从健康老龄化到积极老龄化，人们对老年人的角色认识发生了改变，老年人不仅是被保障的对象，而且是人力资源的一部分，对社会做出了重要贡献；老年人群不仅是社会发展的受益者，而且是社会发展的参与者，发掘老年人所蕴藏的技能、经验、智慧会对社会经济可持续发展做出很大贡献。这一转变要求在应对人口老龄化过程中要充分认识到老年人的潜能，鼓励老年人参与到社会中，促进老年人发展，创建有利于老年人发展的支持性环境。

## 第二节 全球视野下的公共卫生和老龄化观点

### 一、全球进入人口老龄化时代

人口老龄化是一种全球现象，世界总人口和老年人人口比例的惊人增长就证明了这一点。在20世纪，世界人口几乎翻了两番，从16.5亿到61.2亿。我们进入了21世纪，世界人口老龄化正在进入快速增长的时期。在发达国家，60岁以上的人口以每年1.9%的速度增长。因此，发达国家的老年人口预计在2009年至2050年期间将增加50%以上，从2.64亿增至4.16亿。相比之下，发展中国家人口老龄化的趋势预计将呈现出更为惊人的增长态势：以每年3%的增速，发展中国家老年人口数量将从4.75亿增加到16亿，是目前的三倍以上。这种全球人口老龄化的不平衡趋势将对改善各国人口健康的医疗、社会、经济和伦理方面提出巨大挑战。

人口老龄化是现代社会出现的人口现象，随着死亡率和生育率下降，必然出现老年人口比例的增长，从而必然导致人口结构老龄化。为了形象、直观地反映人口年龄结构的构成，我们一般使用"人口金字塔"来表示人口年龄的现状、类型和未来发展趋势。人口老龄化的类型可以划分为底部人口老龄化和顶部人口老龄化两种类型。前者是新生儿出生率下降所造成的结果，表现在人口金字塔上是金字塔底部缩小；后者则是死亡率下降所导致的结果，表现在人口年龄金字塔上是金字塔顶部增大。人口老龄化的变化过程一般是从底部人口老龄化发展为顶部人口老龄化。

人群健康出现如此明显的变化简要来说是因为发达国家和发展中国家都在经历着人类历史上最大的人口变革，人均寿命预期值出现了史无前例的增长，全社会都在陷入老龄化状态。如今全球65岁以上的老年人口数达到人类历史上所未有过的高峰期，超过了之前的总数。在发达国家，人均寿命比100年前多了30

年。按照预期增长目标,全球人均寿命将会大幅度增长,这一点一滴的变化都是可以看得见的。在日本和意大利,超过 65 岁的老年人口占 21% 以上;在美国,65 岁以上的人口在过去 100 年从 4% 增加到 13%,未来 20 年还将增加到 20%。因为有大量的青壮年人口,所以发展中国家的老龄化增长速度并没有那么明显。然而,预计发展中国家 65 岁以上的老年人口从 2008 年到 2040 年将会增加 250%,而在同一时期全球的老年人口将总共增加 164%。以中国为例,它不在全球 25 个老龄化最严重的国家之内(2008),但是 2008 年中国 80 岁以上的老年人口增加到了 17.2%,老龄化程度更严重。总的来说,中国 65 岁以上的老年人口预测从 2008 年到 2040 年将会增加 206%。同样地在这个时期,65 岁以上的老年人口在墨西哥会增加 232%,孟加拉国会增加 261%,印度会增加 276%。

全球范围内人口寿命普遍增加,但是每个国家老龄化程度的影响因素又有所不同。有的国家老龄化比较严重是因为极低的出生率,有的则因为中青年人口中感染了如 HIV/AIDS 等高死亡率的疾病者较多。对于大多数国家来说则是因为老年人的寿命越来越长。女性的预期寿命一般比男性更长,这在现有人口中拉大了性别比例。因此,全球正在陷入老龄化,年纪大的人寿命更长,老年女性人数比老年男性人数更多。

在过去一个世纪经济增长和科学技术取得重大进步的基础上,全球老龄化的趋势是由两个相关因素驱动的:生育率,即 15~44 岁育龄妇女生育率下降(育龄妇女的生育率是通过在特定年份的总出生人数除以 15~44 岁的妇女总人数并乘以 1000 得出的)和更长的平均预期寿命。而这两个因素在公共卫生、医疗和经济发展中都有直接或间接的巨大影响。例如,美国出生时的预期寿命从 1950 年的 68.2(男性为 65.6 岁,女性为 71.1 岁)增加到 2000 年的 76.6 岁(男性为 73.9 岁,女性为 79.5 岁)——增加了大约 8 年的预期寿命,这是一个值得称道的成就。相比之下,根据《联合国世界人口前景 2008 年修订版》,全世界出生时的平均预期寿命为 67.2 岁(男性为 65.0 岁,女性为 69.5 岁)。因此,就出生时的预期寿命而言,2010 年世界平均水平与 1950 年的美国相差不大。虽然发达国家预期寿命的增长趋势可能会放缓,美国国家老龄化委员会指出,这部分归因于卫生保健支出的回报递减,但是发展中国家将面临重大的挑战,它们的人口老龄化与经济增长的早期阶段相吻合。缺乏应对老龄化的准备,公共卫生和公共政策发展不足,人员配备不足和缺乏医疗保健培训,可能对人口健康产生不利影响,因为有限的卫生保健资源很容易被需求的持续增长所压倒，更多的人会长期患有慢性病。

是否可以合理地预测，世界各地的预期寿命将遵循类似美国20世纪下半叶的轨迹？世界老龄化的轨迹没有必要受到美国过去50年中所呈现的进展的限制。据专家们的推断，世界各地的预期寿命有更快的增长潜力，因为信息技术和全球化相关的知识和技术的扩散速度持续增长，然而，加快改变预期寿命可能要求预期寿命较小的国家学习其他国家在20世纪下半叶缓慢而沉重的经验和教训。

联合国的数据显示（见表2-1），女性出生时预期寿命最长的是日本的86.1岁，男性预期寿命最长的是冰岛的80.2岁。世界上有15个国家，出生时的总体预期寿命超过80岁。值得注意的是，这15个国家中没有美国。在西半球只有2个国家，没有来自中美洲或南美洲的国家，4个来自亚洲，6个来自欧洲，2个来自大洋洲，1个来自中东地区，没有来自非洲的国家。总共有41个国家的女性预期寿命超过80岁以上；仅有1个国家（冰岛），男性预期寿命超过80岁以上。有126个国家的总体预期寿命高于世界平均水平；有68个国家低于世界平均水平。预期寿命低于世界平均水平的国家包括世界人口第二大国家——印度；西半球总体预期寿命最低的国家是海地，以及南美洲的玻利维亚和圭亚那。同时，有44个国家的总体预期寿命在60.0岁以下，除了阿富汗、伊拉克和柬埔寨这三个国家，其余国家均在非洲。

总之，尽管提高全球平均寿命取得了很大进展，但各大洲间、较发达国家和欠发达国家之间仍然存在差异。例如，导致非洲预期寿命较短唯一且最大的原因是艾滋病。此外，世界各地公共卫生专业人员面临的主要挑战仍是欠发达国家的经济发展问题和人口健康与医疗保健技术的具体传播。

表2-1 2005—2010年预期寿命最高和最低的10个国家或地区

| 名次 | 国家或区域 | 预期寿命（年） |
| --- | --- | --- |
| 预期寿命最高 | | |
| 1 | 日本 | 82.7 |
| 2 | 中国香港特别行政区 | 82.2 |
| 3 | 瑞士 | 81.8 |

续 表

| 名次 | 国家或区域 | 预期寿命（年） |
|---|---|---|
| 4 | 冰岛 | 81.8 |
| 5 | 澳大利亚 | 81.5 |
| 6 | 法国 | 81.2 |
| 7 | 意大利 | 81.2 |
| 8 | 瑞典 | 80.9 |
| 9 | 西班牙 | 80.9 |
| 10 | 以色列 | 80.7 |
| 预期寿命最低 | | |
| 1 | 阿富汗 | 43.8 |
| 2 | 津巴布韦 | 44.1 |
| 3 | 赞比亚 | 45.2 |
| 4 | 莱索托 | 45.3 |
| 5 | 斯威士兰 | 45.8 |
| 6 | 安哥拉 | 46.8 |
| 7 | 中非共和国 | 46.9 |
| 8 | 塞拉利昂 | 47.4 |
| 9 | 刚果民族共和国 | 47.5 |
| 10 | 几内亚比绍 | 47.6 |

资料来源：联合国，2009 年

## 二、从公共卫生的观点到预期寿命的生命周期

如果联合国或世界卫生组织（WHO）考虑一项政策——每 5 年将全球的预期寿命提高 1%。这会是一个可行的目标吗？解决这个问题需要我们通过应用公共卫生的方法来提高预期寿命，而影响预期寿命的主要因素就是死亡。如前所

述，死亡原因和死亡年龄因地区和国家有很大差异。提高全球预期寿命的公共卫生观点不仅要考虑年龄和死亡原因，而且还应解决造成死亡的条件和因素。从实践的角度来看，5岁儿童死亡比50岁死亡的人减少出生队列中存活的人年总数更多，而75岁死亡的人比90岁死亡的人较小减少出生队列中人年的总平均数。然而，死亡原因和导致死亡的因素可能在5岁、50岁、75岁和90岁等不同年龄的人中显著不同，所以提高预期寿命要提出不同的公共卫生战略。

McKinlay的经典著作中指出特定医疗措施的引入和/或推广医疗服务通常不会降低现代的死亡率。他注意到医疗进步和卫生服务的作用，但同时也指出改善营养、提高空气质量、更好的卫生环境和实际收入增加是20世纪寿命延长的主要因素。公共卫生观点将从人群生命周期的急慢性疾病出发，关注导致健康状况不佳的主要危险因素，并在有限的资源和设置下，提供策略使危险因素得到消除或最小化。

全球老龄化需要考虑的一个重要方面是老年人平均预期寿命的变化以及使这些变化增加的因素。过去100年里平均预期寿命大大增加的情况多数发生在工业化国家的20世纪早期，它是由婴儿死亡率下降、妇幼保健改善带来的。然而，最近60岁以上的人的平均预期寿命的增加，则是因为公共卫生和老龄化更关注如何降低整个生命期间的死亡率和发病率以及对其造成影响（可变和不可变）的危险因素。

应从公共卫生的角度考虑早死或可预防的死亡。例如，在20世纪之交的美国，有稍微超过30%的死亡率可归因于一组传染病，如肺炎、流行性感冒、结核病和腹泻，但到20世纪中叶，这些传染病引起的死亡原因下降至不到6%。在20世纪初这些死亡疾病按逻辑来说是可以立即预防的；它们不可能等到死亡时预防，但这些传染病是可预防的，因此是引起过早死亡的病因。如果一个人患了其中之一的传染病，而且在40岁之前死亡，那个人就不会因为得心血管疾病和癌症而死亡，因为这两种病通常发生在50岁及以上的人群中。但是，一旦消除了引起传染病死亡的原因，人们就可能因患有心血管疾病和癌症而死亡，美国1980年因此的死亡率达到峰值，约为60%。但是大多数心血管疾病和癌症导致的死亡是可以预防的，在美国因此导致的死亡率已有所下降，到20世纪末，它们仅占死亡率一半多一点。学者们因为这些流行病学转变而认为其带来了出生率的下降和随之而来的人口老龄化。他们认为从第一阶段"瘟疫和饥荒的时代"

向第二阶段"大流行衰落的时代"过渡,其中主要的死亡原因是地区流行的传染病(如结核、肺炎或流感)。而流行病学转变的第三阶段被描述为"退行性和人为疾病的时代",其对预期寿命的初步影响主要从传染性疾病转变为慢性病。这也使公共卫生经历了两次革命:第一次公共卫生革命是控制传染病,第二次公共卫生革命是慢性病的管理与预防。其中最重要的是使公共卫生和临床医学联合起来,以扭转可预防疾病的死亡率,使预期寿命增加和死亡模式改变。

### 三、全球老龄化的选择

认识了预期寿命,并且知道如何预防某些传染病和大多数的心血管疾病和癌症导致的过早死亡,在 21 世纪初的非工业化国家比 20 世纪初开始工业化的国家更清楚、选择也更多。许多人都会认为:非工业化国家提高其总体预期寿命最重要的是尽量减少其婴儿和儿童的死亡率。低婴儿死亡率(即婴儿出生后第一年的死亡率)和低 5 岁以下儿童的死亡率可以作为非工业化国家的适宜目标。全球范围内,婴儿死亡率最低的 5 个国家比率在 2.9 和 3.3 之间;儿童死亡率最低的 5 个国家中,其比率在 3.9 和 4.4 之间。世界上有超过 40%的国家婴儿死亡率比死亡率最低的国家高出 10 倍以上。同样,超过 40%的国家儿童死亡率是死亡率最低的国家的 10 倍以上。婴儿死亡的最常见原因是肺炎和腹泻引起的脱水。如果预期寿命较短的国家的目标是提高总体预期寿命,那么他们应该将关注点放在婴儿和儿童的死亡原因上,而不是老年人群。根据健康风险(如传染病),所有年龄段的个人都将受益于公共卫生干预措施。

非工业化国家的下一个重点目标是使 50 到 80 岁的人避免患上心血管疾病和癌症,预防过早死亡。在一些非工业化国家,许多人的正常饮食和身体活动从健康促进和疾病预防的角度被认为是优于工业化国家人群的饮食和锻炼方案。步行就是一个例子。步行前往目的地的是许多非工业化国家人群日常生活的一部分,而工业化国家汽车和公共交通的转变减少了人们的步行次数。如步行锻炼虽然是美国老年人最常见的体力活动的形式,但参加休闲活动步行的人中,只有不到 25%满足推荐的活动量。许多非工业化国家面临的严重问题是营养不良和蛋白质缺乏,但要补救这种饮食问题不必像某些工业化国家那样过度消费脂肪。然而不幸的是,发展中国家随着工业化提高了生活水平,但社会似乎正在重复经历着美国这样的工业化国家的模式——过度消耗食物和减少能源支出。从 1991 年到

2000年，美国超重和肥胖的患病率分别从9.6%和0.6%增加到20%和3.0%，城市和农村地区所有年龄组增幅都很明显。因此，迫切需要公共卫生和公共政策的干预，以扭转人群中所有年龄组超重和肥胖相关的重大疾病负担，现在，非工业化国家和工业化国家可以根据公共卫生证据做出多种选择或决策。久坐的生活方式和高脂肪饮食不一定是生活水平提高的必然结果。20世纪大多数成功实现工业化的国家，没有像21世纪开始工业化进程的国家那样获得相关的卫生信息。适当的公共卫生教育能使21世纪进入工业化的国家避免20世纪工业化带来的一些不健康后果。

## 四、世界卫生组织全球老龄化的行动计划

国际社会已意识到在21世纪应对全球老龄化的这些挑战时协作方式的重要性，由国际组织牵头，努力达成共识，制定多数成员国能采纳的且可行的计划。例如，2002年在西班牙的马德里，第二次世界老龄大会通过了《马德里政治宣言与国际老龄行动计划》。世界卫生组织（WHO）通过发展一个政治框架而促成行动计划，这个政治框架提出了积极老龄化和三个支柱（见第一节），并回顾了整个生命历程中关于健康决定因素（个人、社会、经济和环境因素）的证据，有助于国家、区域和社区形成老龄化研究和政策。

### （一）退休年龄

一个人工作到什么时候才可以退休享受养老金，这是全世界热议的话题，这反映了一个人有资格获得终身养老金的年龄，以及全球老龄化是如何影响劳动力和产生经济挑战的。德国前总理Otto Bismarck在面临着全世界首次成功实现工业化，如何将年轻工人纳入劳动力的困境时，他的智囊团建议在劳动力市场中让年纪较大的工人退休，让年轻工人有自己的位置。Bismarck实现了这一想法，在1889年引入了德国的第一个社会保障制度和世界上第一个老年社会保障计划。历史学家说，当时德国平均预期寿命男性只有35.6岁，女性只有38.4岁，德国的退休年龄最初设定为70岁（直到1916年，退休年龄才减少到65岁）。

美国在1935年颁布了社会保障制度，以65岁作为退休年龄。那时候那些65岁的老人能有望再存活13年至15年。然而，只有大约1/2（54%）的男性和3/5的女性（61%）可以在21岁至65岁时存活。另一方面，预计向美国社会保

障系统支付资金的人数是领取养老金人数的两倍多。但随着时间的推移，美国的死亡模式以及世界各地的死亡模式已经发生改变。现在 3/4 的男性工人和 4/5 的女性工人从 21 岁开始向美国社会保障体系缴纳费用，要生存至能从中获益，他们额外的预期寿命将分别为 16 年和 20 年。此外，当一个国家的社会保障制度是"随收随付制"的方案时，意味着今天的工人正在为当前的受益人付款，支付给社会保障的人数和享受退休待遇的总人数比例是社会保障系统可行性组成的关键部分。例如，美国在 1940 年 42 个工人对 1 名退休人员付款。到 1950 年，这个比率是 16 比 1。目前差不多平均 3 个工人对 1 名退休人员付款，在 40 年内可能只有 2 个工人对 1 名退休人员付款。随着人口老龄化的加剧和预期寿命的增加，许多国家的社会保障制度如果不进行重大的改革将无法维持运转。简而言之，许多工业化国家在 21 世纪后期生育率下降，对其社会保障制度而言这是一个巨大的挑战。

与此同时，人的死亡模式正在发生变化。靠领取养老金生存的人越来越多，全世界大部分地区的社会保障制度降低了领取养老金资格的年龄。过去，德国从 70 岁开始领取退休金，美国则从 65 岁开始。现在大多数工业化国家，包括欧洲和中南美洲大部分地区，退休领取养老金的年龄为 60 岁，德国也使用 60 岁作为退休年龄。自 2003 年以来，美国已经开始计划将退休年龄从 65 岁提高到 67 岁，其他大多数工业化国家没有变化。但是公共政策和经济政策问题仍然大量涌现，当额外的预期寿命可以多出近 20 至 25 年时，工业化国家能继续负担从 60 岁开始的退休和公共养老金制度吗？法国已将其最低退休年龄从 60 岁提高到 62 岁，领取全额养老金年龄从 65 岁调到 67 岁，试图解决人口老龄化对退休基金的侵蚀。在法国，有民众对这一行动进行示威，而其他欧洲国家对这一行动也有很多热烈的讨论。

面对中国的人口老龄化现状，我国于 2015 年出台全面放开二孩的政策，以提高生育率。并且于 2016 年开始实行渐进式延长退休年龄的政策，原来的法定退休年龄规定始于 20 世纪 50 年代，男职工的退休年龄为 60 周岁，女职工为 50 周岁，女干部的退休年龄为 55 周岁。政策实施后，在未来到 2045 年，男性和女性的退休年龄将同步达到 65 岁。

(二) 健康期望寿命

我们不仅关注生命最后的那几年，而且应估计人们出生以后能独立生活的能力和活力年份,即预期寿命的年份或无残疾期望寿命。这个目标不是延长虚弱的老年人依赖他人进行基本的日常生活的活动年数,而是延长老年人健壮、能独立生活的年数。虽然尚未达成共识,但大多数研究者都认为许多工业化国家的死亡率在下降,健康预期寿命的一些指标在改善,而其他的一些趋势指标表明慢性病和功能障碍在增加。

人不可能长生不老,但是,科学家一直在找寻延缓衰老的方法,未来人们的预期寿命可能超过100岁。近50年来,世界上大多数地方的生活条件和医疗水平都有了很大的提高,大部分人都比他们的先辈活得更长。预期寿命很大程度上取决于个人的身体状况和生病时得到的治疗。

1. 医疗进步

1900年,全世界的平均期望寿命只有48岁,现在已上升至67岁,自1970年至今就已上升了10岁。预期寿命延长归功于营养摄入的增加和基础健康服务的提高,尤其是安全用水、卫生环境、疫苗、抗生素和其他药物的提供。但尽管如此,还是很少有人能活到其100岁的生日。即使是在据统计人均寿命比其他地方长的日本,平均寿命也仅为男性71.9岁,女性77.2岁。在英国则为男性69.7岁,女性73.7岁;美国为男性67.5岁,女性72.6岁。

2. 寿命减少

在一些地方,预期寿命近20年来事实上是减少的。感染性疾病如结核、艾滋病,吸烟,酒精摄入过多,高脂饮食和应激相关性疾病等都是减少寿命的因素。在曾是苏联组成部分的一些国家,经济萧条导致生活水平的下降。还有在很多撒哈拉以南的非洲国家,婴儿死亡率很高,成人中有1/3感染HIV病毒,自1987年以来平均寿命减少了15岁;在塞拉利昂、尼日尔和马拉维,现在的平均寿命还不到30岁。

3. 女性长寿

在预期寿命最长的那些地方,女性比男性更长寿5~7年。原因还不清楚,但可能与女性绝经有关。女性停止排卵后激素水平下降,而男性激素水平仍维持在高水平,增加了其患心脏病和前列腺肿瘤的机会。

4. 实际预期寿命随年龄而增长

5岁的儿童有更多概率存活到成年,因为他们的身体较婴儿更有能力对抗疾病。一个人活得越久,他生存至更老年龄的机会越大。比如,活过70岁的老人有更大的机会活到 80 或 90 岁；活到 100 岁的老人比 90 岁的老人更可能活到 101 岁，即使他们在接下来的岁月里死亡的可能性更大。

5. DNA

即使有个体健康地活到老年，他们也会仅仅因为身体衰坏而死亡，然而人类并不是程序化地进入死亡。增龄和死亡似乎只是细胞 DNA 出错的偶然结果。这是由化学过程造成损伤，随后导致 DNA 复制和蛋白合成出现错误。虽然机体有修复机制应对这些损伤，但还是有一些错误仍持续，结果这些持久性错误慢慢积累。在生育年龄，这些错误并不引起明显效应，也不会被进化过程的选择所去除。但到了老年，那些延长寿命的基因上的 DNA 错误的累积却可使这些基因失去功能，从而使人们更易遭受疾病和残疾。人类已活到远远超过生育和抚养后代的年龄。事实上，人类的最大寿命看起来可达到 120 岁。记录到的最高龄老人是法国的珍妮·卡尔芒（Jeanne Calment），她出生于 1875 年，活了 120 岁零 5 个月，但这只是个例。根据不止一位研究者的观点，人类平均寿命在接下来的几个世纪里都不会达到 100 岁。

6. 自由基

现在我们知道衰老过程是可控的。科学家证实氧自由基（有潜在损害性的分子，通过 UV 射线暴露、污染物吸入、吸烟等导入体内）是衰老的主要原因之一。有研究显示抗氧化药物可去除这些自由基和减慢衰老过程。氧自由基是不可能被避免的。我们生存需要氧气，很多机体代谢过程中都会产生自由基。但是靠减少进食的措施使氧耗减少就有可能减少它们的产生。据报道，饮食控制极大地延长了猴子的寿命。另外，某些食物，如水果、新鲜蔬菜、茶、红葡萄酒甚至是巧克力，含有抗氧化物质，可阻断氧自由基的作用。

7. 松果体素

另一些研究则关注松果体素的作用，它是一种脑松果体分泌的激素，有使机体恢复活力的作用。一些研究者相信，松果体随增龄钙化，松果体素水平随之下降，他们宣称注射松果体素可帮助机体对抗几乎所有的老年性疾病。

世界上一些国家正致力于提高健康预期寿命，全球化趋势提示各个国家之间要互相学习和汲取经验教训。一些国家探索创新方法以提高其国民的健康预期寿命，而其他国家试图设计提高健康期望寿命的项目，可能不成功，但是能提供避免下一个错误的教训，如：和生活水平提高相关的久坐生活方式、高脂饮食、吸烟和酗酒都应该避免。

工业化国家和正在工业化的国家都需要对公共卫生统计的基础设施进行投资，它可以可靠且有效地监测一些健康指标，如预期期望寿命、各类残障和疾病的比例、专门的死亡率等。政府还必须能够获得大量的监测人口健康、卫生保健费用及卫生服务利用的人口统计数据。没有准确的卫生统计数据，就没有能力来诊断当前的问题，也没有能力评估干预措施的成功或失败，也就没有有效的公共卫生政策的依据。

即将到来的全球老龄化现象很可能对全球公共卫生在残疾、营养、体力活动、健康教育和健康促进等领域产生重大影响。更多的投资应分配用于发展和促进政策干预，遏制慢性疾病的流行。此外，继续发展和促进对老年人有益的环境对于在全世界保持积极老龄化至关重要。

慢性病病因的复杂性及其与社会和文化因素的相互作用表明，任何公共卫生解决方案都需要多方面的努力。例如，世界卫生组织（WHO）2009年将社区的健康促进定义为：使人们能够增强对其疾病的控制和改善健康的过程。健康促进和预防干预措施应在生命过程的各个阶段开展。前期的研究显示：80%的冠心病，90%的Ⅱ型糖尿病和33%的癌症是可以通过行为改变的，如健康饮食、锻炼和控制体重。因此，发展中国家可以从发达国家在预防慢性病诱发风险的错误行为中学习，这将对减少医疗保健费用支出、人口健康与长期照顾的需求增长具有重大影响。鉴于系统方法在设计公共政策干预应对全球老龄化带来的挑战中的重要作用，从生命全程角度的疾病预防和健康促进的综合证据可能有助于更好地了解全球老龄化和疾病转型之间的交互关系。

（三）全球老龄化行动

以下案例概述了加勒比地区围绕公共卫生和老龄化的以社区为基础的组织框架，并从公共卫生的角度阐述了应对全球老龄化问题的战略。《加勒比老年人保健的支柱：综合的社区为基础的组织框架》展示了社区组织、学术界和专业组织的共同努力。它例证了在公共卫生背景下处理全球老龄化问题的最先进的概念和发展框架。它采用循证医学的方法，旨在协助公立和私营部门制定相应的政策和战略，解决老年人口快速增长的问题。以下四个支柱集中呈现了有潜力的计划和服务，它们以社区为主要服务场所满足老年人及其家庭连续性照顾的需要。这四个支柱的基本前提是目前世界各地的卫生保健系统很大程度上都是针对紧急医护的，不能有效地改善慢性病的流行和人口老龄化，促进健康生活。老年人快速增长需要初级卫生保健服务，这更突显了当前对急性病症诊断、治疗预防和早期检测这一医疗方式的局限。一些国家已经意识到卫生保健除了目前昂贵的以治疗为中心的临床实践外，需要有其他尝试，并且为了提供更具有成本效益的实践激励措施和优先事项，需要强调初级保健，更关注预防的组织框架。希望通过以社区为导向的服务转变，医疗保健系统可以更有效地预防与延迟残疾和病痛。

1. 由加勒比社区伙伴组织提出的四个支柱

（1）病例管理的初级保健。所有人都应该被分配一个初级保健提供者（如全科医生、初级保健医生、护士、医生等），以便满足他们的初级保健（包括预防照顾）需求。对于特别的保健需求可以互相协调，以便他们可以获得相关的信息，促进健康。在美国新兴的以患者为中心的医疗模式（PCMH）、中国社区卫生服务中心提供的初级卫生保健服务就是这样的例子。

（2）综合服务的协调。由于健康状况和老年人医疗保健需求的差异不断增长，需要许多医疗和社会服务来支持老年人的社区生活。整合和协调服务是解决服务提供分散化的重要的方法。因此，应开发和测试以循证为基础实践的新的服务系统，以便促进以家庭和社区为基础的保健的可及性。

（3）基于人群的健康促进。健康促进是公共卫生和老龄化工作中的一个重要领域，已有很多领域的研究证据支持改进影响老年人健康的生活方式和行为干预。改善行为与生活方式中的危险因素，如适宜的饮食和营养、定期锻炼身体能收到理想的效果，但人群很少去实现。基于人群的健康促进源于人的健康受到个人的行为选择、周围环境和遗传因素等多方面的影响。

这些因素可以在生命过程中引起机体分子、细胞和器官的损伤，破坏其功能，使机体失去正常的调节能力，导致身体素质下降和疾病。整个人生中生活方式的选择通常要到晚年才呈现出对一个人健康的显著影响。在巴巴多斯的一项研究表明，社会条件差、儿童缺乏教育、低收入水平与自我报告健康较差有关。重要的是，具体素质的下降通常在任何年龄都是可逆的，通过在生命早期采取积极的健康行为可以看到很多好处。还有一些研究揭示，人的一生中能获得医疗保健服务会对健康和死亡率产生积极影响，而缺乏医疗服务可能对一个人的心理和机体功能产生负面影响。因此对人们来说，重要的是在其整个生命期间有足够的保健服务来确保最佳的健康和老龄化。而以人群为基础的健康促进应被纳入社会的日常运作当中（学校、工作和信仰）。

（4）规划和责任。我们必须从道德、伦理和法律层面做出承诺，创造一个老年人可以作为社会成员参与的环境。尽管大家都认识到这方面的重要性，但就目前来讲条件是最不成熟的。从根本上来说，社区参与、监督、监测、整改和政策发展依赖于责任。个人、家庭、卫生保健人员、雇主和城市规划者是否应该对全社会的健康负责？

2. 社区伙伴组织达成共识的政策发展的建议

（1）多个政府部门参与。为了确保规划和问责活动的成功进行，政府的公共部门必须从这个活动的一开始就参与。例如，美国许多州的政府颁布了室内禁烟令，各州和地方政府携手合作一起减少烟草消费以改善健康。烟草控制的政令模式也适用于预防肥胖的政策。例如，纽约市卫生委员会于2006年投票通过了美国第一个主要的市政禁令：在餐馆烹饪中禁止使用人工反式脂肪（仅可使用微量）。政府通过禁止或增加不健康食品的税收，可能会对肥胖率下降产生影响。此外，地方政府可以通过创建和维持健康的生活环境（如公园和游乐场可促进体力活动和锻炼）来改善人口健康，并确保他们所在社区的安全和便利。

（2）更多团队为基础的初级保健。保健管理方法的目标是优化自我保健；通过提供一体化的服务来减少系统和服务分散；降低成本，改善生活质量和提高满意度；减少医院服务和负面健康结果。老年人初级保健与病例管理的团队方法通常由老年病学的评估开始，可以降低住院率，提高活动能力和生存率。团队通常由全科医生、护士、防疫保健人员、社会工作者、治疗师和其他重要的医疗专业人员组成。团队通过提供连续和预见性照顾，确保老年人得到综合的治疗和获得全面的服务，并能满足不同的需求。

保健管理者在许多保健服务提供者的团队中发挥着重要作用。保健管理人员可以作为联络人，将患者和卫生专业人员与各种服务和卫生保健领域联系起来；给患者提供教育、筛查和需求评估，并监测他们的健康状况。在英国，以社区为基础的老年团队方法（由全科医生、老年科医生、社会工作者、护士和病例管理者组成）显示，与对照组相比，这一方式能保持心理健康和较好的成本效果。护士非常适合照顾者的角色，因为他们具有专业的临床背景，接受过卫生保健教育，具有一系列的服务知识，能更好地和病人打交道。老年护理专家与老年科医生和社会工作者合作可以满足广泛的需求和服务。然而，老年科护士的数量不能满足大多数地区的日益增长的需求，因此，成年人和家庭护理执业护士可以接受额外的老年病人照顾培训。在美国，一种综合协调服务模式慢性保健模式（CCM）取得了成功。它包括多方面的治疗老年人的方法，因为很多老年人至少患有一种以上的慢性病，通过对病人进行教育、进行增权而使其能控制自己的健康，和一个由健康工作者和专业人员组成的多学科团队提供连续、高质量的医疗保健服务。CCM将从急性疾病治疗改变为以预防为基础的照顾。非医务人员的作用是在医生们能提供综合高质量的照顾时，允许医生诊治更多的患者。这个团队中各个成员的角色和任务是规定好的，并且文化敏感性和以患者为中心的医疗模式对高质量的结果是非常重要的。成功的慢性病管理项目通常侧重于增加患者的知识、技能和维持其对健康的信心。

（3）更加重视疾病预防和健康促进。《西班牙港宣言》指出：在生命全程中通过针对吸烟、运动和健康饮食等目标行为采取卫生保健干预措施，对疾病预防和健康促进有重要作用。该宣言是加勒比地区针对整个生命周期启动的社区健康促进战略之一。随后的倡议侧重于预防和延缓疾病的发生，特别是老年人的慢性非传染性疾病（CNCDs）的发病。几个加勒比国家，如圭亚那、苏里南、杰米卡、多米尼克、圣基茨/尼维斯、特立尼达和多巴哥等已对烟草制品征税，包括苏里南、多米尼加共和国和特立尼达在内的少数国家已出台有关烟草消费的政策。各国卫生部长正在提倡立法减少吸烟，从而预防加勒比各年龄段人群吸烟产生的相关性疾病。此外，健康加勒比联盟概述了身体活动和健康饮食的目标：减少疾病，特别是慢性非传染性疾病，以改善加勒比老年人的健康。基于人群的健康促进在增加老年人的体力活动方面取得了成功，改变饮食模式以改善骨骼健康并降低患糖尿病的风险，增加疫苗接种以减少老年人患感染性疾病及其他各种疾病的风险。

（4）更重视公共卫生统计。如果任何国家想知道其老龄化人口的健康状况是否正在改善或恶化，它必须在群体和个人水平层面，在健康状况，在卫生服务利用和卫生保健费用上有可靠和有效的迹象。建立目标需要有能力衡量进展情况，WHO为发展中国家如何建立适当的人口健康状况测量系统提供了极好的支持。

## 第三节 老龄化社会中的公共卫生

### 一、人口老龄化带来的社会变化

人群老龄化尽管只是有关变老的问题,但它影响了整个时代和社会。例如,中青年人的预期寿命将会变得更长,这可能会改变寿命的预期值,更可能产生多代家庭,增加来自隔代家庭的支持、归属感和典范作用。在人的一生中可能会有四到五种事业,三分之一的生活会在退休后。这种转变需要社会创造终身学习的机会,同时人们也需要树立终身学习的理念来适应这种变化。然而退休年龄延迟,在一些国家会使社会保障金和养老金支出增加,老龄化会显著推动经济需求。寿命增加可能会在整个生命历程中引入新的流动性角色和期望。

尽管保持身体健康很重要,个人、群体和网络都支持延缓衰老,但对社会来说,要构建新的人际关系和减少老龄化带来的社会代沟,急需建立新的养老机构和筹划更多的职位。人们在逐渐变老,除了需要一对一的社会互动,越来越多的人感到需要回馈社会并为后代的福祉和成功做出贡献。除此以外,老龄化时代人们需要自觉保持健康、提升幸福感,为两代人的物质生活着想。新出台的法律法规以及社会机构的捐赠为提升老年人的生命质量和社会利益扩大化做了很大努力。这样,大多数的老人可以安详地离开人世,也为子孙后代创造更多的社会资本,如健康、成功和幸福。还有一些老年人可能通过传播他们一生的贡献,希望重新分配终身学习和成长的机会,这可能会潜在减少下一代的工作机会。构建一个健康和谐的社会需要给老年人增加有意义的职位,通过终身学习来满足其社会需要。

人口老龄化将对日常需求和社会需要产生影响。其中对城市和农村的影响将迥然各异。全球范围内,年轻人不断向城市迁移,农村地区则遗留下大部分的老年人。例如,在美国农村人口的老龄化现象比城市人口严重。这需要考虑如何为农村地区的老年人提供服务和创造机会。同时,现在全世界有一半的人口住在城市,到2030年这一比例预计将增加到2/3。世界卫生组织(WHO)数据显示,发达国家有80%的老年人住在城市;在发展中国家,城市地区的老年人口数从

1998年到2050年将增加16倍，高达9.08亿人；城市将会有1/4的老龄人口。世界卫生组织指出："为了实现可持续发展，城市必须提供相应的服务和保障体系，适应生产力的发展，提升居民的幸福感。"随着年龄的增长，老年人的生理功能和社会角色发生了一系列的变化，尤其需要良好和有利的生活环境来补偿这些缺陷。为居民的福祉着想，促进健康，使城市变得更加繁荣和有人情味。老年人的健康促进对所有年龄段都适用，对下一代的卫生系统设计也有帮助。

## 二、群体健康的阶段：预防的方法

长寿需要了解一生当中面临的危险因素。科学的预防知识对健康促进和疾病预防终生受用，是提升幸福感的重要因素，但这一效果要数年才会逐渐显现出来。生物、社会等各种危险因素会影响各年龄段的健康。其中，社会危险因素对健康有着持久的影响，关键在于教育和经济体制。高质量的、具有前瞻性和终身的健康教育比年老时候的准备和付出更有效。在儿童时期就树立终身预防意识的人和后期才注重保健的人健康差异会更明显。

社会因素对老年人的健康会产生影响，有的甚至会加剧老龄化，如缺乏教育、退休后收入减少、丧偶和贫穷都会加剧老龄化。全球范围内，老年女性的生活比男性更加拮据和孤独；所以需要对不同性别的老年群体进行有针对性的帮助。

在美国，健康的费用支出来源于医保和社保，但社保又有所不同，是当工薪阶层遇到经济危机不能负担起赡养父母的责任时，依然可以有一份保障。这是一种对两代人都有利的制度。

以往的事实证明，积极向上、有意义的生活态度和教育、预防、保健能使人变得更健康、更长寿。因为实行健康教育、一级预防和二级预防，美国心血管疾病的死亡率从1960年以来下降了一半。死亡率的下降在全人群包括老年人当中都表现出明显的效果。相反，不注重健康、预防的人在中年和老年时的死亡率和残疾比例较高，表现出巨大的反差。如在美国的非洲黑人当中进行的一项调查显示：因为贫穷，居住在圣路易斯主城区的黑人比郊区的黑人和高加索人种寿命短了将近10年。以上例子表明预防和健康教育对提升老年人的生命质量是非常重要的。

人群当中慢性非传染性疾病，如高血压、糖尿病、慢性肺阻塞性疾病，还有肥胖等高危因素都是公共卫生关注的重点。有专家提出，延缓老龄化并非没有可能，可以从社会、经济、健康等对人们有益的方向进行改革。有学者认为最有效的方法是 21 世纪提出的健康促进和疾病预防。在年龄比较小时进行健康干预是比较可行的；然而，在公共卫生的一项前瞻性调查中发现，预防和控制危险因素应贯穿生命的全过程。

应对老龄化需要采用公共卫生的观点。这需要可持续的、多水平、多部门各行各业的通力合作，贯穿方方面面，使健康最优化，如提高食品安全、建立社区、提升教育质量和筹措资金。提高卫生系统的反应性，减少和阻止急性传染性疾病的蔓延，预防慢性非传染性疾病。总之，包括社会、行为、环境在内的许多因素都可以提升人们进入老龄化时代的生命质量和幸福感。

### 三、老龄化时代的公共卫生

基于预防和使健康最优化的目的，公共卫生在老龄化时代提出了一个清晰的目标——"疾病压缩理论"，即缩短疾病发生到自然生命终点的时间，使人有更多时间享受健康的生活。锻炼身体是达成这一目标的关键但不是唯一方法。积极的生活态度可以收获意想不到的效果，不仅可以预防，还可以使人免受疾病的困扰。成功的老龄化的含义非常广泛，不仅包括自我感知的健康、成熟的心态、乐观豁达的生活态度、从容面对角色的转换，还能让家庭和社区放心。并且健康老龄化还可以大幅度提高生产力和拉动经济增长。

健康老龄化可以缩短"疾病压缩"的时间和成功过渡到老龄化。人们在每个阶段都需要注重预防和健康，除此以外，还需要确保公共卫生政策的有效实施。老年人还需要实行三级预防，预防项目包括慢性非传染性疾病、残疾、自我感知能力和心理落差，以减少发病率、伤残率并增强独立生活的能力。这需要家庭和社区的共同参与，从合理膳食、锻炼身体、创造良好的机会融入社会、提供服务和空间促进自主活动等方面努力。此外公共卫生主导的保健方法提倡针对不同体质和需求的老年人提出合理的健康目标。

卫生系统的重点在于家庭和社区的健康促进和预防，这需要结合老年学的知识和需求，以及医疗系统的高效运转和双方的积极参与。最后，一个高效的卫生系统不仅能满足老年人的利益和需求，各行各业也能配合社会老龄化的顺利过渡，不再简单认为这是一种社会负担。公众能够转换角度，感知这种社会需求，对这项事业进行投资，将对人口老龄化有极大的帮助。

### 四、公共卫生应对老龄化需要做些什么？

在应对老龄化和健康行为改变方面所带来的慢性病等健康问题时，我们应更多地向快速老龄化、快速城镇化、社会经济转型的国家学习经验、吸取教训，研究如何以较低的成本和代价，换取较高效的慢性病控制措施。考虑到大部分慢性非传染性疾病发生在老年群体中且有证据表明预防能够对阻止病情的发生起作用，因此很多专家建议老年人应进行合理的预防。

美国研究数据显示，65岁及以上的老年人患病比例增加，有45%的人患心脏病，55%的人患有中风，49%的人患有癌症，39%的人患糖尿病，96%的人患阿尔兹海默症。对于大多数慢性非传染性疾病，以老年人不同的体质和需求为依据，应用不同的方法是可以预防的。如患有高血压和糖尿病的人分别有50%和19%的机会患有心血管疾病。通过饮食、锻炼和药物，加上二级预防可以控制血压和血糖的升高，从而降低其患心血管疾病的风险。同时，二级预防中的疾病筛检也是一种有效的判断患病和预防疾病的方法。

以人群为基础的研究证据证实老年人的健康行为能持续地影响老年人的健康。随着年龄的增长，生理结构和功能会发生改变，会出现生理失调的现象，使人的适应能力下降。如血糖值升高会增加患Ⅱ型糖尿病的风险。功能失调使老年人在遭受外来因素入侵时变得更加脆弱，如感冒需要更长时间才能康复。当生理系统失调时，可能会使得多器官系统受累，使老年人变得更加脆弱。研究发现，身体虚弱是一种综合征，一种慢性病，会出现体重、活动能力下降和功能失调等症状，最终会导致消耗综合征，如：充血性心力衰竭、慢性阻塞性肺疾病和糖尿病。这是导致残疾、身体机能下降的重要因素，手术住院后恢复期较长，有较高的死亡率。体力活动、饮食、吸烟和饮酒行为与老年人特有的老年病如老年人骨质疏松、跌倒和失能相关。不合理的饮食和锻炼可能增加老年人生理和行为风险因素，而戒除不良嗜好，如戒烟则会改善老年人的睡眠。并且，好的社会环境和社会支持促进老年的健康和维持进入老年后的独立性。值得一提的是，虽然慢性非传染性疾病在老年群体中高发，但目前在青年人和中年人群中也有出现，即有些慢性病的发病年龄提前了。因此能够感知身体不适是非常重要的，有些疾病刚开始是良性的或不严重的，随着年龄的增长会发生变化或经历特别的病程，如心血管疾病会发展为中风、阿尔兹海默症。有证据表明，预防中风可以帮助预防感知能力的下降。在一项名为 ACTIVE 认知能力临床随机对照试验项目中，通过 2~5 年的追踪调查，发现训练预防中风的同时可以提高大脑的认知功能。针对早期认知障碍的老年人，可以进行干预以帮助他们提高认知能力。慢性病和身体机能下降通常是结合在一起的，会使老年人跌倒、残疾和丧失独立生活能力的风险增加。从公共卫生的角度来说需要转变思维，既考虑危险因素、疾病本身，又考虑疾病后果。预防慢性病和改善身体状况对个人来说是最有效的方法，也是降低残疾和失能的关键。

因此，有关老年人的公共卫生和医疗制度需要考虑个体差异、预后效果、预防和临床治疗。体质多样性需要我们同时考虑预防和临床两方面。根据个人的目标和预后效果进行预防性筛检和干预措施是有必要的。例如，一个身体强壮、没有其他病痛的 70 岁老人可能比身体不好的老人预期寿命长 15~20 年，进行预防和筛检可能会多出 5 年以上的寿命。若一个老人患有严重的认知障碍，或身体虚弱，或患有癌症，则其预计寿命会少 5 年，即使有进行筛检和采取干预措施也很难从中受益。过去，健康的目标发生了很多次改变，针对个人目标采取的干预措施对增加预期寿命值有很大帮助。根据老年人的体质和目标采取公共卫生和群体预防的方法比针对中青年群体的身体状况采取措施取得的效果更好。

由于危险因素的复杂性、多样性和身体状况在短期内的差异，所以应对老年化需要公共卫生和临床医学两方面相结合。随着年龄的增大，慢性病会引起一系列健康问题，疾病本身也变得非常复杂。例如，残疾会导致身体和认知改变；而活动自如的人能够独立生活、做家务、进行简单的自我护理，如洗澡和穿衣。为了保留功能，个人会对此进行补偿。当人身体不好或严重残疾时，社区和家庭也会伸出援手，补助也会增加。随着年龄的增长，来源于自身和外来因素的打击，人会变得鲁莽，出现暴躁和沮丧的结果。最后，老年人会受身体心灵意志等因素的综合影响，改变其中一方面都会对其他因素有改善。因为诱发因素和结果的复杂性，对目标人群和危险因素进行干预，和来自临床、社区、家庭的预防都很有必要。公共卫生应对老龄化的方法是以社区为单位，结合相关的政策和个人临床预防来延长寿命。方法多样，涉及多个学科，如家居设计可以减少社会冲突，加强和家庭成员间的交流。利用社区的卫生服务和资源，可应对公共卫生突发情况。如当老人在身体极度虚弱的情况下发热、感冒或遭遇其他紧急情况时，必须能在社区卫生服务中心得到快速识别和抢救，现场救助能减低风险。老年群体最重要的是积极参加体育锻炼，多方面融入环境，参与活动和决策。社会机构加强设施建设提升参与活动的层次。公共卫生是应对人口老龄化带来的新的需求和挑战的最好方法。

应对老龄化，公共卫生需要结合卫生系统、社区、环境和政策从整个生命全程进行合理的干预。考虑创新的、多方面的公共卫生方法，部门提供足够的机会来满足人们对长寿的需求和社会需要。根据老年人的体质差异和健康程度的需求对机构和方法进行调整，需要促进以社区为单位的老年人群体预防。加强以社区为单位的活动，提升老年人社会参与度，促进其活动和认知。事实上，很多老人希望有机会继续融入社会，为下一代谋幸福。大部分老年人可以为社会提供物质利益。三级预防和来自社会、个人、心理方面的治疗可以优化健康，使利益更大化。增加更多的居住环境和便利的服务，这些服务和机构对提升健康和独立性非常重要。WHO 指出，未来 30 年，全世界有 50% 的城市需要重新兴建，建成环境友好型、对老龄化有积极影响的城市。所以要"政策、服务、背景、构造的支持和人才的支撑"，才能保护弱势老人。WHO 呼吁要综合提升城市的实力，重新设计一个系统满足城市需求。综合社会、市政和经济所设计的交通和基础设施与健康服务同等重要。

此外，综合临床、公共卫生和社区的预防效果会更好。个体的生理学差异需要公共卫生和临床在应对老龄化方面有所不同。老年医学系统设计需要以老年人为原则，提供专业的老年服务和预防，紧密联系公共卫生。研究数据表明，公共卫生服务和卫生系统不仅对老年人且对各年龄段的人都有益，因为其能满足更多弱势群体的需要，所以对所有人都是有利的。例如，设计一些公园和公共空间，确保老年人有活动的地方；在老人活动范围内有其负担得起的安全食物。同时设计也要考虑老年人的特殊需求，如为方便老人进行活动和社交，公园要有坐的地方。公共卫生系统的设计和临床医疗照顾需要老年学知识和满足大多数弱势老人的需求，确保提供最适宜的照料。这方面涵盖了专业知识，卫生系统要考虑影响发病率的高危因素，以及健康状态的改变。

增加寿命和社会老龄化需要对老年人进行预防和健康促进，这对所有人都有益。为了人类寿命能更长更健康，我们需要重构整个公共卫生政策，确保生命全程都能实施预防，我们需要创新模式，重新规划部门和卫生系统。

（肖霞）

**参考文献：**

［1］仝利民. 老年社会工作［M］. 上海：华东理工大学出版社，2006.

［2］Thomas R. Prohaska, Lynda A. Anderson, and Robert H. Binstock. Public health for an aging society［M］. Baltimore：The Johns Hopkins University Press, 2011.

［3］国家应对人口老龄化战略研究—健康老龄化与老年健康支持体系研究课题组. 健康老龄化与老年健康支持体系研究［M］. 北京：华龄出版社，2014.

［4］Ann Bowling, Paul Dieppe. What is successful ageing and who should define it?［J］. Britishi Medical Journal, 2005, 331：1548－1551.

［5］E. A. Phelan, L. A. Anderson, A. Lacroix, and E. B. Larson. Older adults' views of "successful aging"—How do they compare with researchers'definitions?［J］. Journal of the American Geriatrics Society, 2004, 52：211－216.

［6］孙鹃娟，杜鹏. 中国人口老龄化和老龄事业发展报告 2015（中国人民大学研究报告系列）［M］. 北京：中国人民大学出版社，2016.

［7］K. G. Kinsella, D. R. Phillips. Global aging：The challenge of success［J］. Population Reference Bureau, 2005, 60：1－42.

［8］M. B. Weinberger. Population aging：A global overview［M］//M. Robinson, W. Novelli, C. Pearson, and L. Norris, ed. Global health and global aging, San Francisco：Jossey-Bass, 2007：15－30.

［9］A. Mokdad, J. Marks, D. Stroup, and J. Gerberding. Actual causes of death in the United States［J］. Journal of the American Medical Association, 2004, 291：1238－1245.

［10］M. Parker, M. Thorslund. Health trends in the elderly population：Getting better or getting worse?［J］. Gernontologist, 2007, 47：150－158.

［11］Social Security Online. Historical background and development of social Security［EB/OL］. Retrieved August 30, 2010, from www.socialsecurity.gov/history/briefhiosty3.html/.

［12］A. Eyler, R. Brownson, S. Bacak, and R. A. Housemann. The epidemiology of walking for physical activeity in the United States［J］. Medicine and Sicence in Sports and Exercise, 2003, 35：1529－1536.

[13]（英）彼得·亚柏拉罕. 老年健康：英国医学教授为您解说健康知识[M]. 方宁远, 汪海娅译. 上海：世界图书出版公司, 2012.

[14] R. H. Binstock, L. K. George, eds. Handbook of aging and the social sciences [M]. 7th ed. San Diego: Academic Press, 2011.

[15] WHO. Global Age-Friendly Cities: A Guide [OL]. Retrieved December 7, 2010, from http://whqlibdoc.who.int/publications/2007/9789241547307_eng.pdf.

[16] S. L. Szanton, C. L. Seplaki, R. J. Thorpe, J. K. Allen, and L. P. Fried. Socio-economic status is associated with frailty: The women's health and aging studies [J]. Journal of Epidemiology and Community Health, 2010, 64 (1): 63 – 67.

[17] R. N. Butler, R. A. Miller, D. Perry, B. A. Carnes. T. E. Wilhams, C. Cassel, J. Brody, M. A. Bernard, L. Partridge, T. Knkwood, G. M. Martin, and S. J. Olshansky. New model of health promotion and disease prevention for the 21st century [J]. British Medical Journal 2008, 337: a399.

[18] L. P. Fried, M. C. Carlson, M. Freedman, K. D. Frick, T. A. Glass, J. Hill, S. McGill, G. W. Rebok, T. Seeman, J. M. Tielsch, B. Wasik, and S. Zeger. A social model for health promotion for an aging population: Initial evidence on the experience corps model [J]. Journal of Urban Health, 2004, 81 (1): 64 – 78.

# 第三章 社会参与与健康老龄化社会

健康老龄化是一个综合的社会问题,也离不开全方位的社会参与。本章从社会参与的相关概念开始,探讨社会参与的基本理论,介绍全球社会参与的主要理论流派及其主要观点,以及社会参与的主要形式和具体实现的策略和措施。

在此基础上,我们先将老年人作为健康老龄化的客体,从政府、社会企业和非政府组织(NGO)等不同的主体角度分析社会参与的意义及具体策略,最后,我们再将老年人视为健康老龄化的主体,讨论老年人自身参与健康老龄化进程的意义、形式、困难及对策等问题。

希望每一个人都能够意识到全社会的参与对于健康老龄化的重要性,每一个人都能够找到各自参与健康老龄化的切入点和具体方式。

## 第一节 社会参与健康老龄化理论概述

### 一、社会参与健康老龄化的提出

面对人口老龄化的挑战,全社会没有人能够置身事外,正如健康是每一个人的事情一样,健康老龄化也是每一个人的事情,不论男女老少。因此,正如新时期卫生工作方针里提到的健康需要"动员全社会参与"一样,健康老龄化也需要"动员全社会参与"。

1990年世界卫生组织(WHO)最早提出健康老龄化(Health Aging)的概念,其核心是强调从医疗保健入手提高老年人的健康水平和生活质量,缩短老年人的带病生存时间,使老年人得以维持正常的生理机能,健康地存活到生命的终点。在此基础上，2002年世界卫生组织（WHO）将"保障"和"参与"维度增加进了健康老龄化（Health Aging）的理论框架之中，强调老年健康保障制度的完善和社会参与水平的提高。健康老龄化工作所针对的目标人群自然是老年人群体，但该项工作不能仅仅依靠老年人群体，还需要青壮年，甚至青少年的积极参与；健康老龄化工作主要依托的力量自然是医疗卫生行业，但该项工作也不能仅仅依靠医疗卫生行业，还需要社会各行业、各领域的积极参与。正是鉴于此，在健康老龄化新的理论框架中，世界卫生组织（WHO）明确提出了积极的社会参与能够更好地实现健康老龄化的既定目标。

## 二、社会参与理论

参与，从汉语词义上理解，是指加入到某种组织或者介入某项活动中，含义和"参加"差不多。但是，在英文中"participate（参与）"的含义被定义为 to have a part and share in something（成为其中一员，并分享分担某些东西），很明显能够看出在这里"参与"的含义和"参加"存在一定的差异。

所谓"参加"，指的是加入到某一事务之中，成为其中一员，缺乏一定的主动性，对于所参加的相关事务也可能缺乏拥有感和决定权。

而"参与"，指的则是把个人的思想和情感都投入其中，成为其中的一员，并能够分担责任、分享成果，对于所参与的相关事务有较强的拥有感以及一定的决定权。

社会参与，最早源自社会成员参与政治事件，而后逐步扩展到了社会成员参与更为宽泛的其他公共事务。所谓社会参与，是指公共权力机构在进行立法、制定公共政策、决定公共事务或进行公共治理时，由公共权力机构通过开放的途径从公众和利害相关的个人或组织获取信息，听取意见，并通过反馈互动对公共决策和治理行为产生影响的各种行为。它是公众通过直接与政府或其他公共权力机构互动的方式决定公共事务和参与公共治理的过程。从这个定义可以看出，社会参与强调了社会公众对于与其有关的所有社会公共事务，在决策、管理、执行和监督的全部过程中，拥有知情权、话语权、选择权、行动权等参与性权利，能够自由地表达自己的立场、意见和建议，能够合法地采取旨在维护个人切身利益和社会公共利益的行动。一方面，社会参与是现代社会治理最基本的属性，否则与每一个公民息息相关的社会事务有可能划向社会公众的对立面；另一方面，社会治理也应该对社会参与发挥指导和规范的功能,一定时期内社会公众的素质和能力直接影响其参与的程度和效果,因此社会治理应该从管理层面指导和规范社会公众的参与。

随着时代的发展和社会的进步,人们已经达成了共识,不仅仅在社会政治层面,而且在所有的社会公共事务层面,社会参与成为现代社会的重要标志之一。

(一)雪莉·阿恩斯坦的社会参与阶梯理论

20世纪60年代,美国学者雪莉·阿恩斯坦(Sherry Arnstein)在研究了多个国家的社会参与演进状况之后提出了"公民社会参与阶梯理论"(Theory of Citizen Participation Ladder),将社会参与程度分为假参与、表面参与、高层次参与和深度参与。(见表3-1)

表3-1 社会参与阶梯(Sherry Arnstein,1969)

| 参与类型 | 含义 | 参与程度 |
| --- | --- | --- |
| 操纵(Manipulation) | 训导和操纵旨在教育和"治愈"公民,往往通过运用公共关系的技术,达到使公民放弃实际权力的目的 | 假参与 |
| 训导(Therapy) | | |
| 通知(Information) | 可能是恰当参与的第一步——但往往只是一个单向的过程,没有真正地反馈给那些掌握实际权力的人 | 表面参与 |
| 咨询(Consultation) | 是发现人们的需要和表达对他们的关切的重要尝试,但往往只是一个假装倾听的仪式 | |
| 安抚/展示(Placation) | 给予公民提出建议的机会,但对于公共事务并没有实际决策的权力 | 高层次参与 |
| 伙伴关系/合作(Partnership) | 通过协商和责任联合承担等手段重新分配权力 | 深度参与 |
| 授权(Delegated Power) | 赋予公民决策和问责的权力及权威 | |
| 公众控制(Citizen Control) | 赋予公民完全的决定和控制执行资金的责任 | |

资料来源:蔡定剑《公众参与:风险社会的制度建设》,法律出版社2009年版

2009 年，雪莉·阿恩斯坦在社会参与实践发展的基础上对原有的"公民社会参与阶梯理论"进行了修订，从社会参与的发起者、社会公众和第三方的不同视角解释了如何设计和管理参与的过程，使社会参与的理论更加简单化和更具可操作性。（见表 3－2）

表 3－2　社会参与阶梯（Sherry Arnstein，2009）

| 参与类型 | 含　义 | 三个视角的解释 |
| --- | --- | --- |
| 研究/数据收集 | 公众参与的最常用方法 | 发起者：收集有关态度、观点、偏好的信息<br>公　众：促成一个公众观点的集体描述<br>第三方：使政策或建议建立在公众观点的基础上 |
| 信息供给 | 参与开始于信息发布，但如果没有后续的积极行动就会立即终止 | 发起者：增进公众对政策或建议的认识<br>公　众：了解政策或建议以便发挥影响力<br>第三方：提高公众意识和理解，授权他们进一步参与 |
| 咨询 | 向公众收集针对某些具体问题的反馈信息 | 发起者：在具体政策或建议上获得反馈<br>公　众：提供反馈以影响政策或建议<br>第三方：通过那些可能受影响的人的审查完善政策或建议 |
| 参与 | 在形成政策、建议或决策制定过程中的积极参与 | 发起者：使公众积极参与，以提高参与质量和尽可能扩大决策所有权<br>公　众：尽可能对决策施加影响<br>第三方：提高决策的质量、包容性和可持续性 |
| 合作/协议 | 公众与发起者建立积极的伙伴关系 | 发起者：与那些最有条件使用它的人共享资源和共同决策<br>公　众：获得资源和权威<br>第三方：积极协同，以实现整体利益 |

续 表

| 参与类型 | 含 义 | 三个视角的解释 |
|---|---|---|
| 委派/指定权威 | 权力决定性地转移到社会公众手中，社会公众做出决定并承担后果 | 发起者：能使社会公众履行责任<br>公　众：承担责任和执掌权威<br>第三方：鼓励将权威下放给那些最有条件并负责地使用它的人 |

资料来源：蔡定剑《公众参与：风险社会的制度建设》，法律出版社2009年版

### （二）约翰·克莱顿·托马斯的社会参与有效决策模型

美国学者约翰·克莱顿·托马斯（John Clayton Thomas）在分析了20世纪60年代以来新公民参与运动与传统公民参与的差异之后，提出了运用"决策质量（Decision Quality）"和"决策可接受性（Decision Acceptability）"两个核心变量来界定社会参与的程度。社会参与的程度取决于决策质量和决策可接受性之间的平衡，社会参与程度越低的时候，决策质量就越高，但是决策可接受性越低；社会参与程度越高的时候，决策可接受性越高，但是决策质量越低。在此基础上，约翰·克莱顿·托马斯还提出了社会公民参与决策的有效模型——社会参与有效决策模型（Effective Decision Model of Social Participation）。在该模型中，托马斯将社会参与的不同程度分为5个逐步递进的层次：自主式管理决策——改良的自主管理决策——分散式公民协商决策——整体式公民协商决策——社会公众决策。

（1）自主式管理决策。决策质量处于绝对支配地位，社会管理者不考虑决策可接受性，他们放弃选择从社会公众那里获取信息，也不需要社会公众接受决策，以及保障决策的顺利执行。

（2）改良的自主管理决策。社会管理者在做出决策的时候，选择从社会公众那里获取一定量的信息，从而使得自己的决策更加科学，但是并不考虑获取社会公众的认可和接受。改良的自主管理决策相较于自主式管理决策而言，社会参与程度有所提高，但是，依然没有考虑社会公众的更广泛参与，也不会将决策权分享给社会公众。

（3）分散式公民协商决策。通常在社会管理者面临困境之时，他们既需要得到社会公众的支持，又不想让社会公众有太大影响力，进而提出反对性的意

见，于是社会管理者会选择将社会公众分散成不同意见的不同群体，并分别与之协商，争取完成以社会管理者意志为转移的决策。

（4）整体式公民协商决策。当社会管理者需要得到一部分社会公众对于基于自身意志的决策的支持时，他们会选择在做出决策之前与社会公众整体进行讨论、协商和信息分享，以便取得部分社会公众的理解、接受和支持。整体式公民协商决策相比较前面的三种决策类型而言，社会参与程度有了明显的提高，但是并不意味着社会公众能够与社会管理者一起进行决策，事实上，这时候的社会决策还是主要体现了社会管理者的权力价值取向，只不过在一定程度上考虑了社会公众的价值偏好而已。

（5）社会公众决策。如果社会公众与社会管理者的决策目标没有差异，完全一致，这时，即便社会公众最大限度地参与到社会决策中来，也不会降低决策质量。相反，社会公众的有序参与、理解和支持能够促使决策被高效地执行。

约翰·克莱顿·托马斯用一个相对比较复杂的流程图说明他所提出来的"社会参与有效决策模型"。（见图3-1）

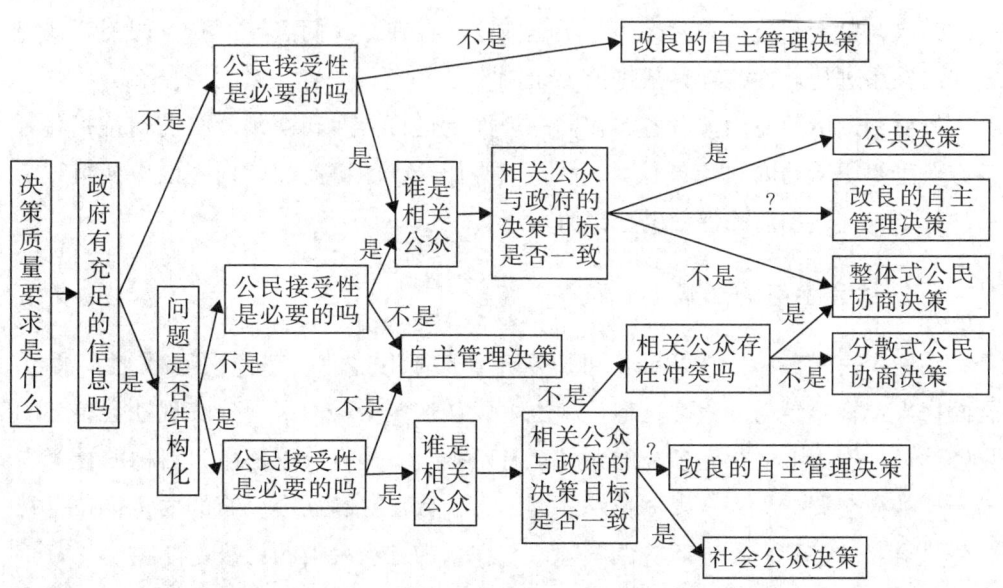

图3-1 社会参与有效决策模型

资料来源：约翰·克莱顿·托马斯《公共决策中的公民参与：公共管理者的新技能与新策略》，孙柏瑛译，中国人民大学出版社2004年版

### (三)利益相关者理论

中国史学家司马迁在《史记·货殖列传》中说:"天下熙熙皆为利来,天下攘攘皆为利往。"英国启蒙思想家托马斯·霍布斯(Thomas Hobbes)也非常明确地指出:"在所有的推论中,能够把行为人的情形说明得更清楚的莫过于行为的利益。"中外先哲表达了同一个意思:利益对于每一个人来讲都是很重要的。不论什么样的社会参与理论,必须实现解决两个非常重要的问题:谁来参与?他们为什么要参与?利益相关者理论也正源于此,最早在企业管理领域被提出。

1963年,斯坦福大学研究所受当时上演的一部名叫《股东》(*Stakeholder*)的戏剧影响,将与企业管理经营活动有密切联系的人群称之为利益相关者(Stakeholder)。美国学者罗伯特·爱德华·弗里曼(R. Edward Freeman)将利益相关者定义为"任何能够影响组织目标实现或受组织目标实现影响的团体和个人"。

利益相关者理论首先要确定的是从理性的角度来认识谁是组织中的利益相关者,也即运用理性分析的方法确认出那些受组织活动影响和能够影响组织活动的团体和个人。

其次,鉴于利益相关者之间并不是孤立的存在,我们需要对利益相关者彼此之间的关系进行理性梳理,最好能够绘制出"利益相关者关系图谱"。

最后,邀请利益相关者各方在同一层面上进行协商和谈判,明确利益相关者各方对于组织活动的立场、态度、利益。类似这样的协商和谈判应该贯穿组织活动的计划、实施和监测评估的全部阶段。

## 三、社会参与的形式

约翰·克莱顿·托马斯提出可以从"决策质量"和"决策可接受性"两个层面来界定社会参与的程度,他认为也可以从这两个层面来划分实现社会参与的具体途径。理论上,社会参与的途径也有两类:一是以获取信息为目标的社会参与,比如社会调查、大众媒体技术的运用等,旨在提高社会决策的质量;二是社会公众会议、咨询委员会斡旋调解等,旨在增加社会决策的可接受性。

西方国家的社会参与形式主要有社会公众调查、公众辩论、公民会议、公民评审团、社会公投、民意测验、焦点小组讨论等。但各个国家表现出来的具体形式不尽相同,各有特色。

（1）在英国和法国，社会参与的主要领域是城乡规划。英国和法国在城乡规划问题上常常会采用诸如开放式区域论坛、城市公共论坛、城市规划咨询委员会和市特别委员代表大会等形式实现社会参与。

（2）意大利的社会参与主要形式是政府展示会。意大利政府向社会公众展示社会决策的主要信息，也欢迎社会公众向政府提出建设性意见。

（3）加拿大社会参与的具体形式为社会公众听证会、圆桌会议，以及现代媒体的网络调查等。

（4）丹麦非常特别，它有一个世界闻名的"丹麦技术委员会"，这个机构创造出了很多深受世界各国推崇的社会参与范式，比如观点工作坊、角色扮演等。

（5）德国等其他国家还会采取律师规划会、工作小组碰头会等形式促进社会参与。

我国学者对于社会参与形式的研究相对比较滞后，改革开放，尤其是政治体制改革以来，该领域的研究也取得了很大的进展。中央编译局比较政治与经济研究中心与北京大学中国政府创新研究中心的学者在《公共参与手册：参与改变命运》一书中提出，我国的社会参与主要有四种形式：

（1）全民公投、听证会、民意调查等社会公众意见表达形式的社会参与。

（2）职工代表大会、公民社会组织等形式的社会行动式社会参与。

（3）信访、行政诉讼、检举控告等权力维护形式的社会参与。

（4）网络论坛等形式的新媒体运用型社会参与。

### 四、社会参与的实现

社会参与已经成为现代社会的共识，尤其是对于类似健康老龄化这样关系到全社会每一个人切身利益的公共事务。当然，从就社会参与达成共识到社会参与能够真正推进实施，还有漫长的路要走。

改革开放以来，我国政府和各级各类组织机构在民主建设方面取得了很大的进展，社会参与有了较强的体制保障，人民群众也有了积极参与诸如健康老龄化之类的社会事务的诉求和能力，社会参与有了良好的群众基础和现实可能性。

为了切实推进社会参与的实现，需要做好以下事项：

（1）加快民主政治建设进程，为社会参与社会管理营造良好政治环境。

（2）牢固树立社会主义以人为本的基本理念，为社会参与社会管理提供思想理论基础。

（3）积极建构有效沟通渠道，为社会参与与社会管理设计科学合理的制度机制，提供切实有效的可实现路径。

（4）加强社会参与的理论探讨和实证研究，探索社会参与和社会管理的有效、可推广的运行模式。

## 第二节　社会参与健康老龄化

前面我们讨论了社会参与健康老龄化的意义，并从理论角度介绍了社会参与的概况，接下来我们再一起来讨论社会参与与健康老龄化的关系，以及如何才能够真正实现健康老龄化的社会参与。按照世界卫生组织（WHO）的界定标准，我们通常将60岁以上的人界定为老年人。健康老龄化最主要关注的人群就是老年人，健康老龄化研究的主要对象也是老年人。如果要讨论健康老龄化的社会参与，可以从两个不同的视角进行分析讨论。一方面，健康老龄化是一项综合性的社会事务，需要老年人之外的全体社会成员的广泛参与，需要政府、非政府组织的积极参与；另一方面，健康老龄化关乎每一个老年人的切身利益，自然也离不开老年人的主动参与。

接下来，我们先将老年人作为健康老龄化的客体，讨论社会参与健康老龄化的问题。

### 一、政府积极参与健康老龄化

1948年12月10日，联合国（UN）在法国巴黎召开大会，通过第217A（Ⅱ）号决议并颁布举世闻名且影响深远的《世界人权宣言》。《世界人权宣言》第二十五条第一款明确提出："人人有权享受为维持他本人和家属的健康和福利所需的生活水准，包括食物、衣着、住房、医疗和必要的社会服务。"国内外学者一致认为："作为国际人权条约规定之一的健康权的义务承担者首先是国家，在保障公民健康权方面，国家最重要的责任就是保障公民最基本的健康需求。"联合国社会、经济、文化权利委员会2000年的第14号一般性意见也特别强调：国家对健康权有尊重、保护和履行的义务，以促进健康权的实现。

2001年2月28日,第九届全国人民代表大会常务委员会第二十次会议批准通过了《经济、社会及文化权利国际公约》的决定,其中第十二条明确提出:

一、本公约缔约各国承认人人有权享有能达到的最高的体质和心理健康的标准。

二、本公约缔约各国为充分实现这一权利而采取的步骤应包括为达到下列目标所需的步骤:

(甲)减低死胎率和婴儿死亡率,和使儿童得到健康的发育;

(乙)改善环境卫生和工业卫生的各个方面;

(丙)预防、治疗和控制传染病、风土病、职业病以及其他的疾病;

(丁)创造保证人人在患病时能得到医疗照顾的条件。

《中华人民共和国宪法》第二十一条也明确提出:国家发展医疗卫生事业,发展现代医药和我国传统医药,鼓励和支持农村集体经济组织、国家企业事业组织和街道组织举办各种医疗卫生设施,开展群众性的卫生活动,保护人民健康。

可见,政府对于全体公民的健康权负有尊重、保护和履行的义务和责任已经成为全球共识,因此,健康老龄化的实现必定离不开政府的积极参与。

政府参与健康老龄化主要有以下两类具体的形式:

1. **政府积极制定相关政策以应对人口老龄化带来的挑战**

世界各国在面对人口老龄化严峻形式的时候,几乎不约而同地采取了政策应对策略,当然,各国应对人口老龄化问题和挑战的政策不尽相同,概括起来主要有两大类:第一类是运用鼓励生育、移民等政策来改变人口年龄结构;第二类是直接改善人口老龄化带来的问题,比如延迟退休年龄等。

例如:世界上人口老龄化程度最高的国家——日本,从1995年开始,政府就推行所谓"天使计划",力图通过鼓励生育的方式改变人口年龄构成,但是收效甚微。而美国、加拿大、澳大利亚等移民国家,则采取引入高素质年轻劳动力的政策来改善本国人口年龄构成。这一措施确实起到了一定的作用,但是却极大地损害了移民输出国(大多是一些发展中国家)的利益。法国的萨科齐政府在2010年推行延迟退休年龄的政策,以应对人口老龄化带来的挑战,结果在全国范围内引发了大规模罢工,甚至暴力冲突。

2. **积极创新公共卫生政策以应对健康老龄化的挑战**

前述世界各国推行鼓励生育、移民、延迟退休年龄等政策以应对人口老龄化的挑战却纷纷失败的案例给我们最大的启迪就是，创新公共卫生政策可能才是积极应对人口老龄化最重要的政策切入点。国内外学者也提出了面对老龄化社会的新要求，各国的公共卫生政策也必须应时而变，才能够满足日益增长的老年人群对于健康及其服务的需求。2015年10月1日联合国国际老年人日到来之际，世界卫生组织（WHO）更是发布了《关于老龄化与健康的全球报告》，明确提出：倡导政策制定者和服务提供者创新服务提供方式，通过开展人口老龄化综合性公共卫生行动来发展面向21世纪的人口老龄化应对战略模式。

世界卫生组织（WHO）从一个人生命全过程的不同时期构建起了促进健康老龄化的公共卫生体系。该体系提示我们，要想更好地做好健康老龄化的社会参与，势必需要构建起能够覆盖所有人群的、全部生命过程的长期照顾体系，并将建立老龄化以及关心爱护老年人的理念融进所有政策开发设计之中。（见图3-2）

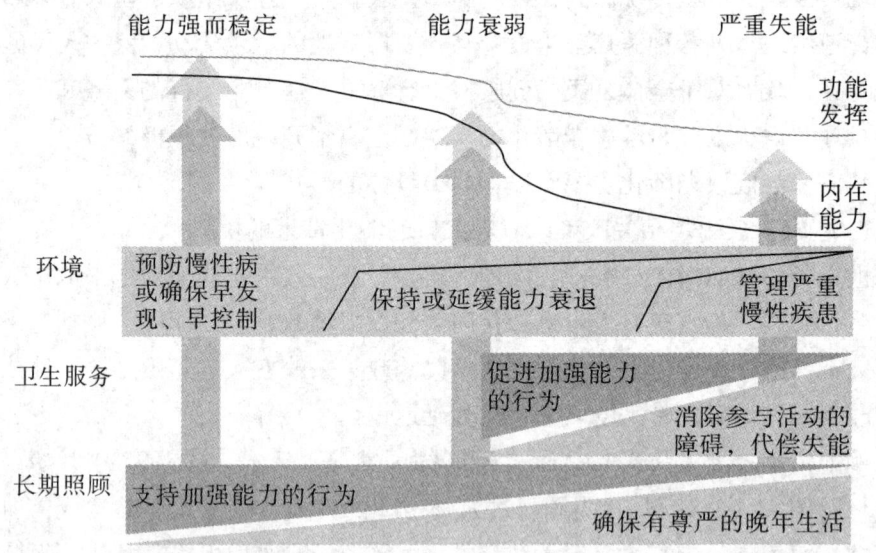

图3-2　促进健康老龄化的公共卫生体系：生命过程中的各个公共卫生行动时机
资料来源：世界卫生组织（WHO），《关于老龄化与健康的全球报告》，2015年

在提出"医疗、照顾与环境"相结合的促进健康老龄化的公共卫生体系的同时，世界卫生组织（WHO）还特别强调了要实现健康老龄化就必须采取综合性的政策行动。

首先，作为保障健康老龄化的专业技术力量——医疗卫生服务体系——要转变服务职能，加强对疾病，尤其是慢性非传染性疾病的预防和控制，促进社区卫生服务工作的全面落实，为老年人提供方便、有效、经济、综合、连续的医疗卫生服务。

其次，建立老年人人口与健康数据监测系统，收集老年人人口与健康的相关基础数据，开发老年人健康评估指标体系，了解老年人健康需求及其现状，为更有针对性地采取推进健康老龄化的措施提供信息支持。

再次，完善老年人长期照顾系统，加强家庭照顾能力建设，积极推进社区康复机构、社区老年看护机构的建设，动员社会力量积极参与老年健康照顾。

最后，为健康老龄化营造支持性环境，在社区工程设计、基础设施建设的时候充分考虑老年人的实际需求，建设适宜于老年人居住的社区环境。

中国人民大学社会与人口学院的杜鹏教授在对世界卫生组织（WHO）《关于老龄化与健康的全球报告》进行解读时提出：结合我国医疗体制改革与社会养老服务体系建设的实际，促进我国健康老龄化的政策发展应该重点考虑以下三个方面：

1. 建立老年医疗卫生综合服务制度

大量研究表明，老年人的主要健康问题还是慢性非传染性疾病。我们知道传染病的病因单一而明确——主要就是由于感染细菌或病毒引起，因此预防和控制传染病显得相对容易，只要做好管理传染源、切断传播途径和保护易感人群就可以了。而慢性非传染性疾病的病因就不一样了，具有复杂性和非特异性的特点，所谓复杂性是指慢性非传染性疾病的病因通常是多因多果的形式，所谓非特异性是指慢性非传染性疾病与其病因之间并没有一一对应的直接因果关系，这就为慢性非传染性疾病的预防和控制带来了非常大的挑战。

老年人的慢性非传染性疾病与营养、运动、抽烟、酗酒等个人的行为和生活方式密切相关，单纯依靠医生、单纯发展临床医学不可能很好地控制老年人的慢性非传染性疾病，必须依托社区卫生服务中心或乡镇卫生院等基层医疗卫生服务机构，加强慢性非传染性疾病的综合管理，针对性地开展多种形式的健康教育和健康促进工作，提高老年人自我保健的意识和能力，建立社区健康档案，积极提升社区居民的家庭保健能力，建立针对老年人的医疗卫生综合服务制度，才有可能更好地推进社区的健康老龄化工作。

## 2. 建立长期照护制度，推进医养结合

老年人由于慢性非传染性疾病可能留下的后遗症，以及随着年龄的不断增长，很可能出现丧失生活自理能力的情况，按照国际通行的标准，我们把吃饭、穿衣、上下床、上厕所、室内行走等日常生活不能依靠自己力量完成的老年人，称为"失能老人"。并依据《日常生活活动能力量表》(Activity of Daily Living Scale, ADLs)，对老年人的日常生活能力进行评定。

2016年10月9日，全国老龄办发布《第四次中国城乡老年人生活状况抽样调查成果》，这份报告包括了对我国老年人口的性别和年龄结构、经济状况、医疗卫生情况及老龄产业市场等情况的最新抽样调查结果。报告显示，在老年人健康状况不断改善的同时，仍然有18.3%的老年人为失能、半失能状态，总数达4063万人。老年人的家庭环境不适应老年人身体状况变化的超过了6成。此外，民政部下属研究机构中民社会救助研究院发布的《中国老年人走失状况调查报告》显示，每年全国走失老人约有50万人，平均每天走失约1370人。失智和缺乏照料成为老人走失的主因。

因此，建立长期照护制度势在必行。

世界卫生组织（WHO）2015年就提出，老年人的长期照护是一项重要的公共福利，也是老年人的基本权利。为了满足老年人口的长期照顾、护理的需求，减轻失能老人家庭照顾的压力，我们需要完善和发展针对老年人长期照护的专门制度，建设具有资质的老年人长期照护机构，培训专门的老年人长期照护人才，建立老年人长期照护服务评估体系，推进老年人长期照护的标准化发展。

鉴于人口老龄化的严峻形势，以及建立老年人长期照护的需要，2015年国务院办公厅向各省、自治区、直辖市人民政府和国务院各部委及其直属机构转发了国家卫生与计划生育委员会《关于推进医疗卫生与养老服务相结合指导意见的通知》（国办发〔2015〕84号）。该文件明确提出："我国是世界上老年人口最多的国家，老龄化速度较快。失能、部分失能老年人口大幅增加，老年人的医疗卫生服务需求和生活照料需求叠加的趋势越来越显著，健康养老服务需求日益强劲，目前有限的医疗卫生和养老服务资源以及彼此相对独立的服务体系远远不能满足老年人的需要，迫切需要为老年人提供医疗卫生与养老相结合的服务。医疗卫生与养老服务相结合，是社会各界普遍关注的重大民生问题，是积极应对人口老龄化的长久之计，是我国经济发展新常态下重要的经济增长点。加快推进医疗

卫生与养老服务相结合,有利于满足人民群众日益增长的多层次、多样化健康养老服务需求,有利于扩大内需、拉动消费、增加就业,有利于推动经济持续健康发展和社会和谐稳定,对稳增长、促改革、调结构、惠民生和全面建成小康社会具有重要意义。"

而对于进一步推进医养结合的具体做法,学者们也进行了大量的讨论和研究,概括起来我国医养结合的模式主要有公立医院设立老年养护病房、养老机构提供医疗服务、社会资本办医养结合机构、居家养老购买医疗服务这四种模式。

《关于推进医疗卫生与养老服务相结合指导意见的通知》也明确了以下几个重点任务。

(1) 建立健全医疗卫生机构与养老机构合作机制。鼓励养老机构与周边的医疗卫生机构开展多种形式的协议合作,建立健全协作机制,本着互利互惠原则,明确双方责任。医疗卫生机构为养老机构开通预约就诊绿色通道,为入住老年人提供医疗巡诊、健康管理、保健咨询、预约就诊、急诊急救、中医养生保健等服务,确保入住老年人能够得到及时有效的医疗救治。养老机构内设的具备条件的医疗机构可作为医院(含中医医院)收治老年人的后期康复护理场所。鼓励二级以上综合医院(含中医医院,下同)与养老机构开展对口支援、合作共建。通过建设医疗养老联合体等多种方式,整合医疗、康复、养老和护理资源,为老年人提供治疗期住院、康复期护理、稳定期生活照料以及临终关怀一体化的健康和养老服务。

(2) 支持养老机构开展医疗服务。养老机构可根据服务需求和自身能力,按相关规定申请开办老年病医院、康复医院、护理院、中医医院、临终关怀机构等,也可内设医务室或护理站,提高养老机构提供基本医疗服务的能力。养老机构设置的医疗机构要符合国家法律法规和卫生计生行政部门、中医药管理部门的有关规定,符合医疗机构基本标准,并按规定由相关部门实施准入和管理,依法依规开展医疗卫生服务。卫生计生行政部门和中医药管理部门要加大政策规划支持和技术指导力度。养老机构设置的医疗机构,符合条件的可按规定纳入城乡基本医疗保险定点范围。鼓励执业医师到养老机构设置的医疗机构多点执业,支持有相关专业特长的医师及专业人员在养老机构规范开展疾病预防、营养、中医调理养生等非诊疗行为的健康服务。

(3) 推动医疗卫生服务延伸至社区、家庭。充分依托社区各类服务和信息网络平台，实现基层医疗卫生机构与社区养老服务机构的无缝对接。发挥卫生计生系统服务网络优势，结合基本公共卫生服务的开展为老年人建立健康档案，并为65岁以上老年人提供健康管理服务，到2020年65岁以上老年人健康管理率达到70%以上。鼓励为社区高龄、重病、失能、部分失能以及计划生育特殊家庭等行动不便或确有困难的老年人提供定期体检、上门巡诊、家庭病床、社区护理、健康管理等基本服务。推进基层医疗卫生机构和医务人员与社区、居家养老结合，与老年人家庭建立签约服务关系，为老年人提供连续性的健康管理服务和医疗服务。提高基层医疗卫生机构为居家老年人提供上门服务的能力，规范为居家老年人提供的医疗和护理服务项目，将符合规定的医疗费用纳入医保支付范围。

（4）鼓励社会力量兴办医养结合机构。鼓励社会力量针对老年人健康养老需求，通过市场化运作方式，举办医养结合机构以及老年康复、老年护理等专业医疗机构。在制定医疗卫生和养老相关规划时，要给社会力量举办医养结合机构留出空间。按照"非禁即入"原则，凡符合规划条件和准入资质的，不得以任何理由加以限制。整合审批环节，明确并缩短审批时限，鼓励有条件的地方提供一站式便捷服务。通过特许经营、公建民营、民办公助等模式，支持社会力量举办非营利性医养结合机构。支持企业围绕老年人的预防保健、医疗卫生、康复护理、生活照料、精神慰藉等方面需求，积极开发安全有效的食品药品、康复辅具、日常照护、文化娱乐等老年人用品用具和服务产品。

（5）鼓励医疗卫生机构与养老服务融合发展。鼓励地方因地制宜，采取多种形式实现医疗卫生和养老服务融合发展。统筹医疗卫生与养老服务资源布局，重点加强老年病医院、康复医院、护理院、临终关怀机构建设，公立医院资源丰富的地区可积极稳妥地将部分公立医院转为康复、老年护理等接续性医疗机构。提高综合医院为老年患者服务的能力，有条件的二级以上综合医院要开设老年病科，做好老年慢性病防治和康复护理相关工作。提高基层医疗卫生机构康复、护理床位占比，鼓励其根据服务需求增设老年养护、临终关怀病床。全面落实老年医疗服务优待政策，医疗卫生机构要为老年人特别是高龄、重病、失能及部分失能老年人提供挂号、就诊、转诊、取药、收费、综合诊疗等就医便利服务。有条件的医疗卫生机构可以通过多种形式依法依规开展养老服务。鼓励各级医疗卫生机构和医务工作志愿者定期为老年人开展义诊。充分发挥中医药（含民族医药）

的预防保健特色优势，大力开发中医药与养老服务相结合的系列服务产品。

此外，2015年4月24日第十二届全国人民代表大会常务委员会第十四次会议修正的《中华人民共和国老年人权益保障法（2015年修正版）》第一章总则第四条指出：积极应对人口老龄化是国家的一项长期战略任务。国家和社会应当采取措施，健全保障老年人权益的各项制度，逐步改善保障老年人生活、健康、安全以及参与社会发展的条件，实现老有所养、老有所医、老有所为、老有所学、老有所乐。

《中华人民共和国老年人权益保障法（2015年修正版）》第三章"社会保障"部分有下列条款：

第二十八条　国家通过基本养老保险制度，保障老年人的基本生活。

第二十九条　国家通过基本医疗保险制度，保障老年人的基本医疗需要。享受最低生活保障的老年人和符合条件的低收入家庭中的老年人参加新型农村合作医疗和城镇居民基本医疗保险所需个人缴费部分，由政府给予补贴。有关部门制定医疗保险办法，应当对老年人给予照顾。

第三十条　国家逐步开展长期护理保障工作，保障老年人的护理需求。对生活长期不能自理、经济困难的老年人，地方各级人民政府应当根据其失能程度等情况给予护理补贴。

3. 全面建设关爱老年人的环境，维护老年人的自主权

目前，我国的居住环境对于老年人的生活没有专门的设计和考量，存在不少安全隐患，比如中国疾病预防控制中心（CDC）慢性病防治中心伤害预防室2014年的调查发现，我国65岁以上的老年人因伤害致死的首要原因是跌倒，其中50%的老年人在自己家中发生跌倒和坠落。还有学者调查发现，我国城镇老年人居住的老旧楼房70%以上没有安装电梯，导致很多老年人出门困难，并有意外跌倒的潜在危险。

《中华人民共和国老年人权益保障法（2015年修正版）》第六章"宜居环境"中特别规定：

第六十条　国家采取措施，推进宜居环境建设，为老年人提供安全、便利和舒适的环境。

第六十一条　各级人民政府在制定城乡规划时，应当根据人口老龄化发展趋势、老年人口分布和老年人的特点，统筹考虑适合老年人的公共基础设施、生活

服务设施、医疗卫生设施和文化体育设施建设。

第六十二条　国家制定和完善涉及老年人的工程建设标准体系，在规划、设计、施工、监理、验收、运行、维护、管理等环节加强相关标准的实施与监督。

第六十三条　国家制定无障碍设施工程建设标准。新建、改建和扩建道路、公共交通设施、建筑物、居住区等，应当符合国家无障碍设施工程建设标准。各级人民政府和有关部门应当按照国家无障碍设施工程建设标准，优先推进与老年人日常生活密切相关的公共服务设施的改造。无障碍设施的所有人和管理人应当保障无障碍设施正常使用。

第六十四条　国家推动老年宜居社区建设，引导、支持老年宜居住宅的开发，推动和扶持老年人家庭无障碍设施的改造，为老年人创造无障碍居住环境。

## 二、社会组织参与健康老龄化

世界上大多数进入老龄化社会的国家均为发达国家，与此不同，我国虽然已经进入了老龄化社会，但是仍然处于发展中国家的阶段。2013年我国健康服务产业仅占国内生产总值（GDP）的5%左右，远低于美国2009年的17.6%，不论从健康服务数量还是从质量上比较，我国都与发达国家存在巨大的差距。加之我国老年人口基数大，增长速度快，由国家和集体出资兴办的社会福利机构数量较少，资金不足，服务水平也较为低下，难以满足人民群众对于社会福利服务的需求。随着我国人民生活水平的不断提高，以及中华文明"一方有难，八方支援"的优秀传统，社会福利社会化成为时代的必然和可能的发展方向。

2000年国务院转发了民政部《关于加强实现社会福利社会化的意见》（国办发〔2000〕19号），提出了社会福利事业投资多元化、服务对象公众化、服务方式多样化和服务队伍专业化的总体要求，以及对社会力量投资创办社会福利机构给予政策上扶持和税收优惠政策等具体措施。

除了政府之外，最重要的社会组织或者社会力量有两类：社会企业和非政府组织（Non-Government Organizations，NGOs）。

（一）社会企业参与健康老龄化

中国共产党第十八届五中全会报告中提出："积极开展应对人口老龄化行动，建设以居家为基础、社区为依托、机构为补充的多层次养老服务体系，推动医疗卫生和养老服务相结合，探索建立长期护理保险制度。全面放开养老服务市场，通过购买服务、股权合作等方式支持各类市场主体增加养老服务和产品供给。"

从报告中不难看出，党和政府正积极鼓励社会企业等市场主体积极参与到健康老龄化的社会事务中，最大限度地调动社会资本投入，为老年人提供更多更好的养老服务。

这里所提到的社会企业不同于传统意义上的企业，它并不是单纯地以追求利益最大化为目的。

19世纪40年代，英国发生了大规模的经济危机，导致大量工人流离失所，生活艰难。西北部城市洛奇代尔（Rochdale）成立了一个工人合作社，旨在为穷苦的工人提供可以负担得起的食物。这个工人合作社，被公认为是世界上最早的社会企业。

社会企业是一种融合了市场竞争与社会目标的混合型企业，是社会部门和经济部门跨界融合的产物，是属于社会所有，服务于社会利益，企业化经营，有微小利润空间，没有股东，享受减免税负优惠政策，人员资质和薪酬水平适中的实体组织。

英国政府把社会企业定义为拥有基本的社会目标，不是以股东利益最大化和所有者利益最大化为动机的企业，其所获得的利润都再投入到企业或社会之中。寻求社会目标是社会企业的价值追求，企业化运作是社会企业创新性地实现社会目标的手段。因此，社会企业也被看作社会创新的典范。

20世纪90年代，社会企业在我国开始出现，由于政府的大力扶持和专业人员的大量引进，社会企业在并不太长的时间里得到了迅速的发展和壮大，并且在解决贫困、疾病、环境污染、社会性别和促进社会平等等领域发挥了很大的作用，成为政府服务的有益补充。

社会企业通常具备以下特点：

（1）具有一定的社会目标，满足社会的现实需求，比如孤老救助、社区老年人的长期照护等。

（2）关注个人发展，创造一定的就业机会，尤其是为低学历、妇女、老年人等提供个人能力建设培训，促进个体更好地自我发展以及融入社会。

（3）结合成功的商业运作模式，融合社会资本，将利润继续投入到社会企业的自身发展和社会发展中去，以更好地实现社会企业目标。

（4）此外，社会企业还具有多样性、灵活性、创新性等特点。

为了更好地实现健康老龄化的社会目标，社会企业首先可以充分发挥社会资本融合的功能，作为社会养老机构、老年人长期照护中心，以及其他形式的老年人服务机构的投资主体，弥补政府投入的缺口。其次，社会企业还能够充分发挥自己创新、灵活、多样的特点，在社会养老服务市场需求多元化的驱动下，整合不同类型的社会人力资源，为老年人提供教学、陪护、医疗、康复、照料等多种形式的服务。

当然，政府也可以通过购买服务的方式，依托并培育社会企业为老年人的健康老龄化提供专业高效的公共服务。这样，政府与社会企业之间既可以形成良好的互动关系，也能够充分发挥各自特点，达成共同的社会目标。

（二）非政府组织（NGOs）参与健康老龄化

1945年6月26日在美国旧金山签署的《联合国宪章》第71款，最早使用了"非政府组织"一词，该条款授权"联合国经济与社会理事会（Economic and Social Council，ECOSOC）"代表联合国同那些与该理事会所管理的事务有关的非政府组织（Non-Government Organizations，NGOs）进行磋商。1952年，联合国经济与社会理事会（ECOSOC）在其决议中把非政府组织定义为"凡不是根据政府间协议建立的国际组织都可被看作非政府组织"。世界银行（World Bank，WB）也很重视非政府组织（NGOs）的作用，但是世界银行（WB）对于非政府组织（NGOs）的理解和联合国不尽相同，它将任何民间组织，只要其目的是援贫济困、维护穷人利益、保护环境、提供基本社会服务或促进社区发展，都称为非政府组织（NGOs）。世界银行（WB）进一步根据非政府组织（NGOs）的主要工作方式将其分为两大类型：一是旨在提供服务，特别是为当地提供服务的"运作型非政府组织"（Operational NGOs）；二是试图影响政策，特别是影响国家层面的政策，进而吸引国际目光的"倡议型非政府组织"（Advocacy NGOs）。

不论人们对于非政府组织（NGOs）的定义有什么不同，但有两点理解是共同的：第一，非政府组织（NGOs）不是政府机构；第二，非政府组织（NGOs）一定程度上代表了民意，但是其所代表的民意具有一定的局限性。

按照世界银行（WB）对于非政府组织（NGOs）分类的理解，我们也可以将非政府组织（NGOs）参与健康老龄化的形式分为两种：

（1）运作型非政府组织（Operational NGOs），它们着眼于直接为当地老年人提供有针对性的健康照顾和长期陪护等服务。

作为具有强大社会号召力和公信力的自治性组织，非政府组织（NGOs）能够灵活多变地提供针对老年人的服务，并且更容易广泛地整合社会各方面的资本和资源，这些都非常有利于非政府组织（NGOs）直接开发并向老年人提供多种形式的服务。

例如，作为香港三大社会福利组织之一的香港圣公会福利协会，就通过培养居家养老服务愿景和理念，开发居家养老服务机构的质量标准及实施监督，以及直接提供跨专业团队的居家养老服务等形式直接参与香港社会的健康老龄化进程。

再如，宁波市海曙区在内地首开政府购买居家养老服务模式的先河，由政府将居家养老事务委托给星光敬老协会具体运作，宁波市海曙区政府办公室则颁发《关于海曙区社会化居家养老工作的指导性意见》对其进行指导和监管。

（2）倡议型非政府组织（Advocacy NGOs）则致力于通过规范指引和政策倡导等方式间接参与健康老龄化。

该类非政府组织（NGOs）在长期开展专题项目的过程中积累了丰富的知识、技能和经验，组织内部的工作人员也在长期的项目工作中锻炼成为相关领域的专家，并且对于服务人群更为了解。鉴于此，它们可以为政府、社会企业或其他非政府组织（NGOs）从事相关工作编制工作规范和行动指引，或者直接为相关领域的工作人员提供培训。

比如，专门从事老年人健康照护的非政府组织（NGOs），在长期的老年人健康照护过程中一定能够总结出具有普适性意义的、值得推广的有益经验，或者获得了一些教训，发现了一些问题，又或者探寻出了一些行之有效的解决问题的办法。如果这些经验、教训和办法不能够被更多从事老年人健康照护的同行看见、学习，就太可惜了。因此，它们可以编制《老年人健康照护行动指引》《老年人健康照护培训手册》之类的材料，或者直接为从事老年人健康照护的同行提供培训，进而提高整个社区的老年人健康照护能力。

此外，倡议型非政府组织（Advocacy NGOs）还可以通过与政府政策研究室、咨询参谋机构谋求合作，或者以政府咨询报告和人大、政协等参政议政渠道，又或者合理利用大众媒体的力量影响相关政策的制定和修改，这就是倡议型非政府组织（Advocacy NGOs）最为重要的使命之一——政策倡导。

政策倡导（Policy Advocacy）是一种自下而上的社会治理途径，是政策议程建立的一种参与模式，通常是指政策的客体即政策的目标人群，运用一定的途径和方法，向政策的主体即政策的制定者，阐明应当采用何种政策及其理由，从而影响政策制定的过程。

良好的说服能力和组织能力、较强的辨识能力和活跃的表现是成功的政策倡导不可或缺的特征。

通常采用的政策倡导措施有：由倡议型非政府组织（Advocacy NGOs）牵头召开政府多部门工作协调或研讨会，在会上发布项目实施的经验、教训和发现的问题；在项目结束后，针对健康老龄化负责的政府部门，比如全国或各级老龄工作委员会办公室等，撰写并提交咨政报告；当然，也可以利用人大、政协、政府工作开放日等参政议政渠道直接向相关政府部门建言献策。

## 第三节 老年人的社会参与

前面我们从政府、社会企业和非政府组织（NGOs）的角度讨论了社会参与健康老龄化的各种问题，但这还远远不够，健康老龄化怎么能够少得了老年人自身的参与呢？

老年人参与健康老龄化的社会事务，不仅仅能够将老年人的聪明才智、人生经验、专业技能贡献于社会，促进健康老龄化事业的协调发展，也能够让老年人老有所为，丰富他们的晚年生活，提高老年人的生活质量。因此，积极推进老年人的社会参与已经得到了国际社会的广泛认同和高度关注。

### 一、老年人社会参与的提出

1982年，第一次老龄问题世界大会在维也纳举行。会议通过的《维也纳老龄问题国际行动计划》明确指出："老龄问题不仅是保护和照顾年长者和老年人，也是年长者和老年人参与和参加的问题。"

1991年12月16日，联合国大会通过了《联合国老年人原则》，该原则中提出：老年人应始终融合于社会，积极参与制定和执行直接影响其福祉的政策，并将其知识和技能传给子孙后辈;老年人应能寻求和发展为社会服务的机会,并以志愿工作者身份担任与其兴趣和能力相称的职务。

2002年,在西班牙马德里召开的第二届世界老龄会议发表的《政治宣言》指出:力求使老年人充分融入和参与社会,使老年人能够更有效地为社区和社会发展做出贡献,并且不断改善老年人所需要的照顾和支持。同年,世界卫生组织(WHO)将"保障"和"参与"维度增加进了健康老龄化的理论框架之中,强调健康老龄化离不开老年健康保障制度的完善和老年人社会参与水平的提高。

在我国,《中华人民共和国老年人权益保障法(2015年修正版)》也明确提出了国家应该为老年人参与社会发展创造条件,保障老年人能够积极参与社会经济、政治、文化和社会生活。该法第七章明确提出老年人应该参与社会发展,具体条款有:

第六十五条 国家和社会应当重视、珍惜老年人的知识、技能、经验和优良品德,发挥老年人的专长和作用,保障老年人参与经济、政治、文化和社会生活。

第六十六条 老年人可以通过老年人组织,开展有益身心健康的活动。

第六十七条 制定法律、法规、规章和公共政策,涉及老年人权益重大问题的,应当听取老年人和老年人组织的意见。老年人和老年人组织有权向国家机关提出老年人权益保障、老龄事业发展等方面的意见和建议。

第六十八条 国家为老年人参与社会发展创造条件。根据社会需要和可能,鼓励老年人在自愿和量力的情况下,从事下列活动:

(一)对青少年和儿童进行社会主义、爱国主义、集体主义和艰苦奋斗等优良传统教育;

(二)传授文化和科技知识;

(三)提供咨询服务;

(四)依法参与科技开发和应用;

(五)依法从事经营和生产活动;

(六)参加志愿服务、兴办社会公益事业;

(七)参与维护社会治安、协助调解民间纠纷;

(八)参加其他社会活动。

第六十九条 老年人参加劳动的合法收入受法律保护。任何单位和个人不得安排老年人从事危害其身心健康的劳动或者危险作业。

## 二、老年人社会参与的理论基础

### （一）乔治·凯斯博·霍斯曼的社会交换理论

20世纪60年代，美国著名的社会学家乔治·凯斯博·霍斯曼（George Casper Homans）认为人与人之间的互动从根本上说就是一种交换的过程，他在微观的社会心理学研究基础上提出了社会交换理论（Social Exchange Theory），该理论认为：任何人际关系从本质上讲都是交换关系，只有人与人之间精神和物质交换过程达到互惠平衡的时候，人际关系才能和谐，也只有在这种互惠平衡的条件下，人际关系才能得以维持。后来，社会学家彼得·迈克尔·布劳（Peter Michael Blau）发展了霍斯曼的社会交换理论，并认为这正是老年人社会参与的内在动机。

从该理论出发，我们不难了解到老年人因为可供交换的权力资源和价值的减少势必导致其社会地位的下降，因此我们需要尽可能增加老年人的权力资源，以保持老年人在社会互动中的互惠性、活动性和独立性。具体来讲，需要做好两件事情：一是社会要努力为老年人实现社会参与创造条件，充分调动老年人社会参与的自觉性和积极性，以此形成老年人"积极参与社会事务——获得可供交换的权力和价值——社会地位提高——更加积极参与社会事务"的良性循环；二是树立正确的舆论导向，承认和尊重老年人的社会贡献。

### （二）亚伯拉罕·哈罗德·马斯洛的需求层次理论

美国人本主义心理学家亚伯拉罕·哈罗德·马斯洛（Abraham Harold Maslow）在他1954年出版的《动机与个性》一书中提出了著名的"需求层次理论（Hierarchy of Needs Theory）"。马斯洛认为个人行为的动机由多种不同性质的需求组成，因此成为需求层次，他将个人行为动机按照人的需求由低到高分为5个层面：生理需求（Physiological Needs）、安全需求（Safety Needs）、爱与归属的需求（Love and Belonging Needs）、尊重需求（Esteem Needs）、自我实现的需求（Self-Actualization Needs）。当一个人低层次的需求得以满足之后，他会自然地开始追求更高层次的需求。

从马斯洛的需求层次理论中我们不难理解，一个老年人如果生理、安全、爱与归属、尊重等需求得以满足之后,他们就会产生更高层次的需求——自我实现。反之,我们也可以理解为,生理、安全、爱与归属、尊重等需求的满足是老年人积极主动参与社会活动、实现自身价值的前提和基础。

(三) 罗斯的老年亚文化理论

美国学者罗斯(Rose)提出的"老年亚文化理论"认为,主观上,老年人具有相同的经历、相同的需求和相同的问题;客观上,法定的退休制度和社区中老年活动场所为老年人交往提供了便利,老年人之间更容易找到共同的话题,比较少有年龄歧视,更容易达成社会文化认同,进而形成具有自身价值和观念的独特的老年亚文化群体。老年亚文化促进了老年人之间支持网络的发展,也是老年人融入社会的最好方式,老年群体身份和群体意识的形成使得老年人具有为捍卫自身权益、争取社会资源而采取社会行动的能力。当然,老年亚文化也容易形成负面的自我概念,使得老年人与其他年龄人群的隔阂越来越大。

要想积极推进老年人的社会参与,我们可以考虑积极引导老年亚文化群,使之逐渐发展为更加具有明确组织目标的群体社团,这样不但能够提高老年人社会参与的水平和层次,提高老年人的社会地位和影响力,还能够加强老年人之间的内部交流,化解孤僻与寂寞带来的老年人心理问题。

## 三、老年人社会参与的意义

从社会参与的理论基础来看,老年人的社会参与既是老年人适应社会、适应老年生活的选择,也是国家和社会解决人口老龄化问题的重要战略。

首先,老年人参与社会事务可以缓解劳动力短缺和社会抚养比过大带来的经济压力,是充分调动老年人自身资源、减轻社会负担的有效路径。

其次,老年人积极参与社会事务,不仅能够提升老年人自身的心理健康水平,还可以向社会传递积极生活、无私奉献的正能量,为青壮年树立好的榜样。

最后,老年人社会参与关乎人类发展的问题,老年人的积极参与反映了他们继续发挥余热、实现自身价值的愿望,是"老有所为"的最佳注解。

## 四、老年人社会参与的内容和路径

老年人社会参与的内容可以根据老年自身的能力和社会的实际需求共同决

定,如前所述,在《中华人民共和国老年人权益保障法(2015年修正版)》第六十八条中,提出了一些可供参考社会活动。

当然,老年人的社会参与也绝对不只是老年人自己的事情,要保障老年人社会参与路径的通畅,还必须充分发挥政府责任主体的作用,完善老年人社会参与的保障机制,多方协作,促进老年人社会参与的实现。此外,动员社会力量广泛介入,整合社会资源,为老年人提供形式多样、内容丰富、方式灵活的社会参与方式。最后,还需要充分调动老年人自身的主观能动性,在"老有所养""老有所医""老有所教""老有所学"的基础上,"老有所为""老有所乐"。

**五、老年人社会参与的困难及对策**

在我国现阶段,老年人社会参与的整个过程中依然存在一些影响参与水平的困难。

第一,老年人社会参与制度的落实仍然存在一定的问题。

虽然不论是《中华人民共和国宪法》,还是《中华人民共和国老年人权益保障法(2015年修正版)》都对老年人的社会参与有非常明确的规定,但是相关制度的具体落实仍然存在一定的问题,比如关注老年人社会参与的法律工作者较少,相关法规缺乏必要的宣传力度等。要想真正落实老年人社会参与的政策法规,势必要加强宣传力度,制定相关法律法规的指导性政策解读和实施细则,务必使每一个老年人,尤其是居住在农村的老年人,能够知晓自己社会参与的权力受法律保护,促使健康老龄化事业的法制化建设。

第二,老年人的信任危机严重影响了他们的社会参与。

我国社会存在的老年人信任危机严重降低了老年人社会参与的积极性,影响了老年人社会参与的水平和效果。大众媒体对于老年人群体负面新闻和消极形象的大量报道,导致社会公众对于老年人不信任的偏见日深,对老年人社会参与造成了很大的困扰和威胁。应该加强对大众媒体的监管,从积极的角度看待和报道老年人群的社会事件,重塑老年人慈善友好、老成持重的正面形象。

第三,代际矛盾也是影响老年人社会参与的重要因素。

代际群体之间不同的时代背景、文化影响、生活方式、思想观念等导致了代沟的产生,坚持传统的老年人和锐意创新的青年人之间,威严犹存的老年人和离经叛道的青年人之间,代际矛盾不可避免。客观存在的代际矛盾如果得不到及时的缓解和消弭，必将给老年人和青年人都带来负面的影响，也会严重影响老年人的社会参与。代际矛盾不可避免，但是代际矛盾的负面影响是可以消除的。只要我们积极搭建老年人与青年人交流沟通的平台，拓展双方交流沟通的渠道，增加双方平等交流沟通的机会，必然能够达成双方的相互了解和彼此理解，构建出和谐的代际关系。

第四，老年人自身的身体、心理状况，以及文化水平、思想观念等也会影响他们的社会参与。

正如前面我们提到的马斯洛的需求层次理论讲到的，生理、安全、爱与归属、尊重等需求的满足是老年人积极主动参与社会活动、实现自身价值的前提和基础。预后情况并不理想的慢性非传染性疾病困扰着相当数量的老年人，因为患病而出现行动不便，甚至卧床不起的也不在少数，对于这些身体健康状况不好的老年人来讲，社会参与是非常困难的。而对于一部分身体状况比较好的老年人，也可能因为情绪调节等心理原因缺乏社会参与的意愿。此外，相对来讲，老年人的文化水平较青年人低，尤其是现代互联网络术等新技术的大量运用，给接受新事物较慢的老年人带来了很大的困扰，一定程度上降低了老年人参与社会活动的积极性。因此提供最好的医疗卫生服务保障，尽最大可能减少老年人因患慢性非传染性疾病而导致的失能，加强针对老年人的积极专业的心理健康辅导咨询工作，消除老年人社会参与的顾虑，提供各种渠道的老年人学习路径帮助老年人获取新知识、新技能，使他们积极融入现代社会等，都是促进老年人积极参与社会活动的重要保障性措施。

（焦锋）

**参考文献：**

[1] 国家卫生部.《中国卫生发展与改革纲要（1991—2000）》[Z]，1990.

[2] 杜鹏，董亭月. 促进健康老龄化：理念变革与政策创新——对世界卫生组织《关于老龄化与健康的全球报告》的解读 [J]. 老龄科学研究，2015（12）：3-10.

[3] 中国社会科学院语言研究所词典编辑室.《现代汉语词典》[M]. 7版. 北京：商务印书馆，2016.

[4] 蔡定剑. 公众参与：风险社会的制度建设 [M]. 北京：法律出版

社，2009．

[5]（美）约翰·克莱顿·托马斯．《公共决策中的公民参与：公共管理者的新技能与新策略》[M]．孙柏瑛译．北京：中国人民大学出版社，2004．

[6] 司马迁．史记 [M]．北京：中华书局，2013．

[7]（英）托马斯·霍布斯．利维坦 [M]．黎思复，黎廷弼译．北京：商务印书馆，1985．

[8]（美）罗伯特·爱德华·弗里曼．《战略管理：利益相关者方法》[M]．王彦华，梁豪译．上海：译文出版社，2006．

[9] 刘红岩．国内外社会参与程度与参与形式研究述评 [J]．中国行政管理，2012（7）：121-125．

[10] 公众参与：社会管理的重要基石 [EB/OL]．人民网．http://theory.people.com.cn/n/2013/0320/c107503-20845868.html．

[11] 孙平华．《世界人群宣言》研究 [M]．北京：北京大学出版社，2012．

[12] 郭宇宽．反思中国公共卫生体制——专访中国人民大学教授李楯 [J]．中国改革，2005（5）：50-53．

[13] 雷华顺，岳远雷．论我国公民的健康权及其保障 [J]．中国卫生事业管理，2008，25（2）：100-102．

[14] 葛明珍．《经济、社会和文化权利国际公约》及其实施 [M]．北京：中国社会科学出版社，2003．

[15]《中华人民共和国宪法》[M]．北京：中国法制出版社，2014．

[16] 齐明珠．全球应对人口老龄化的政策比较及启示 [J]．国家行政学院学报，2013（2）：118-122．

[17] 约翰·R. 比尔德，大卫·E. 布鲁姆，王燕妮．老龄社会公共卫生政策应时而变 [J]．中国卫生，2015（2）：94-95．

[18] 杜敏．浅议失能老人的界定标准 [J]．现代妇女：理论版，2014（7）：239．

[19] 全国老龄工作委员会办公室．第四次中国城乡老年人生活状况抽样调查成果 [Z]．2016．

[20] 佘瑞芳，谢宇，刘泽文，杨顺心．我国医养结合服务发展现状分析与

政策建议 [J], 中国医院管理, 2016 (7): 7-9

[21] 国务院办公厅. 国务院办公厅转发卫生计生委等部门关于推进医疗卫生与养老服务相结合指导意见的通知 [Z]. 国办发〔2015〕84号.

[22] 全国人民代表大会常务委员会. 中华人民共和国老年人权益保障法 [M]. 2015修正版. 北京: 法律出版社, 2015.

[23] 陈惠芬, 董翠华. 我国老年健康产业发展现状与对策初探 [J]. 西南石油大学学报: 社会科学版, 2016 (2): 35-40.

[24] 国务院办公厅. 关于加强实现社会福利社会化的意见. 国办发〔2000〕19号, 2000.

[25] 中国共产党第十八届中央委员会第五次全体会议公报. 2015年10月29日.

[26] 姜春力. 我国人口老龄化现状分析与"十三五"时期应对战略与措施 [J]. 全球化, 2016 (8): 90-105.

[27] 马仲良. 社会企业的特点、作用与发展现状 [J]. 中国第三部门研究, 2013 (2): 46-61.

[28] 韩艳平, 李群. 人口老龄化下社会力量参与养老服务研究 [J]. 长春理工大学学报: 社会科学版, 2014 (12): 62-64.

[29] 田蕴祥. 地区性非政府组织政策倡议策略之研究——以法国透明组织为例 [J]. 法国研究, 2011 (2): 86-95.

[30] 顾建光. 非政府组织的兴起及其作用 [J]. 上海交通大学学报: 哲学社会科学版, 2003 (6): 26-30.

[31] 王玥, 王丹. 论非政府组织参与居家养老的合理化路径 [J]. 市场研究, 2015 (9): 25-26.

[32] 胡宏伟, 严晏, 时媛媛. 中国非政府组织参与居家养老服务的实践与政策思考 [J]. 天府新论, 2011 (5): 96-100.

[33] 王洛忠, 李奕璇. 信仰与行动: 新媒体时代草根NGO的政策倡导分析——基于倡导联盟框架的个案研究 [J]. 中国行政管理, 2016 (6): 40-46.

[34] 陆雄文. 管理学大辞典 [M]. 上海: 上海辞书出版社, 2013.

[35] 段世江, 张辉. 老年人社会参与的概念和理论基础研究 [J]. 河北大学成人教育学院学报, 2008, 10 (3): 82-84.

[36] 联合国老年人原则. 联合国大会第46/91号决议.

[37] (美) 亚伯拉罕·马斯洛. 动机与人格 [M]. 3版. 许金声等译. 北京: 中国人民大学出版社, 2013.

[38] 王莉莉. 中国老年人社会参与的理论、实证与政策研究综述 [J]. 人口与发展, 2011, 17 (3): 35-43.

[39] 韩青松. 老年社会参与的现状、问题及对策 [J]. 人口与社会, 2007, 23 (4): 41-44.

[40] 马倩, 张术松. 老年人社会参与困境及政府责任研究 [J]. 江淮论坛, 2015 (2): 129-131.

# 第四章　老年人与老年病流行病学

老年人是一个特殊的群体。随着年龄增长，人的机体器官老化和生理功能的衰退，自身表现出一系列不同于正常成年人的特点，罹患各种疾病的风险也随之增高，导致老年人多病共存。由于老年人和老年病的特殊性，老年学、老年医学和老年流行病学应运而生。本章介绍了老年人生理变化和代谢改变与老年病的关系，并从公共卫生领域阐述了人口老龄化的人口统计学和流行病学观点，及老年流行病学研究进展。

## 第一节　老年人与老年病

### 一、老年人的生理变化

人类进入老年期后会出现生理性衰老，生理性衰老是普遍存在的。所谓生理性衰老，是指随年龄的增加，人体各器官及组织细胞的功能出现退性变化或衰退状态。个体生理性衰老具有全身性、进行性、衰退性和内在性等基本特征。

#### （一）水分减少和脂肪增多

正常成年人全身含水量约为体重的60%，女子约为50%，随年龄增加其总含水量逐渐减少。60岁以上老年人全身含水量男性约为51.5%，女性为42%～45.5%。虽然老年人细胞外水分并不比年轻人少，但其细胞内的含水量由42%降至35%。

随着年龄的增加，人体新陈代谢逐渐减慢，耗热量逐渐降低，因而食入热量高于消耗量，所余热量即转化为脂肪储积，脂肪可转化为胆固醇，老年人体内脂肪蓄积，血总胆固醇随之增加。有资料表明，血总胆固醇量 30 岁时为 3.2±0.14g/L，70 岁时为 4.2±0.27g/L。

(二) 细胞数减少和器官及体重减轻

经研究测定：从 20~40 岁起，人体内的细胞数量减少，细胞内液也减少，引起细胞核内染色体异常，基础代谢减低，导致各种功能的普遍下降。70~80 岁时，脑、肾、肺以及肌肉等组织器官的细胞数下降可达 40% 左右，细胞本身衰老是人体生理功能衰老的基础。在衰老过程中，细胞萎缩最明显的是肌肉，通常各种肌肉的功能于 30 岁开始逐渐下降，老年期下降更明显。老年人肌肉弹性降低，力量减弱，易疲劳，70~80 岁女性手的肌力下降约 30%，而男性则下降约 58%。肌腱韧带萎缩，肌腱附着处常发生钙化、僵硬，致使动作缓慢，反应迟钝。因脊柱和下肢弯曲等原因，老年人的身高常略有下降。

(三) 器官的功能下降

人体各器官生理功能均随年龄增加而下降，这主要表现在各器官的储备能力减少、适应能力降低和抵抗能力减退等。

## 二、代谢的改变

随着年龄增加，人体代谢速度减慢，代谢功能下降，主要表现为：

(一) 糖代谢功能下降

老年人糖代谢功能下降，食糖后血糖浓度明显升高，回到食糖前水平的时间则显著延长，说明老年人有患糖尿病的倾向。研究证明，50~70 岁糖代谢异常者占 16%，70 岁以上糖代谢异常者占 25%。糖代谢异常表现为细胞摄入葡萄糖障碍、葡萄糖-6-磷酸化及糖原合成障碍糖代谢异常与脂质代谢异常之间有密切的关系，两者常同时并存。

(二) 蛋白质代谢的衰老变化

蛋白质代谢的衰老变化是人体生理功能衰退的重要物质基础。随着年龄增加，肌肉、脑、肝、肾和血液中各种蛋白质的比例发生明显变化，如血清白蛋白含量降低，而总球蛋白增高，20~29 岁时白蛋白与球蛋白的比值为 1.38，而

70~79岁时则为1.02,而且蛋白质分子可随年龄增加而形成大而不活跃的分子蓄积于细胞中,致使细胞活力降低,功能下降。

(三) 无机物代谢的变化

细胞膜的重要功能之一是选择性通透,以保持细胞内外离子平衡。随着年龄的增加,酶活力降低,细胞膜的选择性通透等功能减退,致使离子交换能力逐渐低下。老年人最显著的无机物异常代谢表现为骨关节变性,尤以骨质疏松症为甚。随着机体的衰老,骨中如骨胶原、骨黏蛋白等有机成分减少,而磷酸钙与碳酸钙等无机物增多。这些无机物往往形成磷灰石的复合体沉积于骨基质中,故老年人容易骨折。

(四) 脂肪代谢的变化

随着机体的衰老,体内从不饱和脂肪酸形成的脂质过氧化物易积聚,而脂质过氧化物极易产生自由基。血浆内分子状氧的增多是自由基的发生原因,血清脂蛋白也是自由基的来源,随着年龄的增加,血中脂质明显增多,人总血脂20~29岁时为$3.2\pm0.14g/L$,到70岁时增至$4.7\pm0.28g/L$。这主要是由于总胆固醇增加所致。血清磷脂酰胆碱、游离脂肪酸和甘油三酯均随年龄增加而增加,使老年人易患高脂血症、高血压、冠心病及脑血管病。

(五) 能量代谢的变化

临床上常以基础代谢率表示能量代谢。人的基础代谢率随性别、年龄等生理情况而异,通常男性的基础代谢率较女性高,幼年较成年高,年龄愈大其基础代谢率愈低。人自20~90岁,平均每增加10岁基础代谢率就降低3%,故老年人活动能力降低。

(六) 功能变化

由于人体各器官功能随年龄增加而衰退,代谢减慢,因此使老年人各种储备能力降低,对外界和体内环境改变的适应能力下降,免疫功能下降,心理承受能力减低等。

### 三、各系统生理功能的减退

(一) 循环系统

心肌细胞内老年色素沉着,心肌纤维变形,引起心肌萎缩、心脏瓣膜肥厚、弹性下降、收缩力弱、心搏出量下降。心搏出量20岁后每年下降约1%，至60～70岁时，心搏出量可减少30%～40%，各器官的血流分布随之减少。心肌细胞内结构发生变化，代谢能力、利用氧的能力及代偿能力等均降低。老年人至80岁左右，左室壁较30岁者增厚约25%，心瓣膜也增厚且变硬。而心脏储备能量降低，仅相当于40岁时的50%。因此，老年人经常会发生心功能代偿不全。

（二）消化系统

进入老年后，口腔、食管、胃肠道、肝、胆以及胰腺等器官的功能减退，均可引起消化不良、腹胀、慢性腹泻等，也容易发生胆石症、胰腺炎等消化系统的各种疾病。

（三）呼吸系统

随着年龄增加，至老年期胸廓逐渐出现变形，胸廓前后径增加，与左右径的比值增大，肋间隙加宽，胸骨前突，胸椎后突，各肺叶所占空间扩大，明显变形，最明显时肺泡呈非破裂性扩大，此为老年性生理性肺气肿。肺功能随之减退，代偿功能下降，免疫功能降低，抵御疾病入侵能力明显下降，因此，很容易发生呼吸系统的感染，如感冒后易继发肺炎，支气管炎也常常久治不愈成为慢性支气管炎（老慢支），甚至导致肺气肿、肺源性心脏病、肺性脑病等等。

（四）内分泌系统

垂体随年龄增加而发生质与量的改变，至老年期其体积可减少30%，激素的合成及代谢均出现变化。女性卵巢萎缩，功能下降，停止排卵、绝经，不仅丧失生育功能，同时产生相应的雌激素水平下降后的各种反应，如体力和精力的下降、心情烦躁不安、出虚汗、潮热等更年期症状。男性也有更年期，也发生性功能下降、情绪及体力改变等症状，只是比女性晚，在60岁左右发生，而且症状轻微，常不引起人注意，不被重视。其他如内分泌腺体功能下降，甲状腺分泌减少，据研究，从20岁到80岁甲状腺分泌可减少50%左右，因此，黏液性水肿也是老年人常见的内分泌疾病之一。

（五）脑及神经系统

主要的改变是脑萎缩以及脑动脉硬化。脑萎缩性改变的表现为脑细胞数量减少、神经减少、神经元减少、树突的萎缩及变形、颗粒空泡变性等等，从脑的重量上也可以看出明显的改变，据研究，人脑的重量以 20~30 岁为最重，随年龄的增加而下降，至 70 岁左右大约减少 100g，脑细胞约丢失 27%，患老年性痴呆的老年人脑重下降可达 200g 以上。脑动脉硬化，在大脑前、中、后动脉以及脑底动脉及其分支均可发生，由于动脉壁增厚，失去弹性，形成粥状块或动脉瘤，而容易破裂、发生脑出血；由于管腔狭窄、血流缓慢，可引起血栓形成，导致梗死、脑软化。神经功能的衰退，导致老年人视觉、听觉、嗅觉、味觉以及肤觉等感觉能力逐渐减退。

（六）泌尿系统

肾脏的衰老是十分显著的，不仅重量明显减轻（可减少 20%~30%），体积也缩小，肾小球、肾小管也萎缩。肾小球数目在 70 岁之后可减少三分之一，80 岁时，可减少 50% 左右。肾脏的血流量明显下降，一般下降 30%~40%，因此，老年人的肾脏功能下降是普遍现象。在一些特殊情况下，如手术、感染、应用药物发生副作用时，就很容易发生肾功能急性衰竭。老年人的膀胱肌层逐渐变薄，导致收缩力弱、容量减少、较容易发生肾功能及泌尿系统感染等。老年男性由于前列腺肥大，更容易发生排尿困难以及尿潴留。

（七）生殖系统

男性通常在 50~60 岁时，由于血管硬化、供血不足等原因，睾丸逐渐萎缩和纤维化，曲细精管生精上皮变薄，生精能力逐渐下降。睾丸间质细胞减少，大多数间质细胞内脂褐素增多，产生雄激素能力下降，睾丸分泌减少。肾上腺分泌雄激素随年龄增加呈直线下降。老年期性兴奋功能随年龄增加而减退，性兴奋缓慢。肌肉张力减弱、性器官组织弹性降低、不应延长等是老年男性性功能下降的总特征。女性随年龄增加生殖器官外阴、阴道、子宫、输卵管、卵巢和乳房等均发生衰老，卵巢萎缩、停止排卵、绝经。同时，性欲随年龄增加而减退。

（八）免疫系统

随着年龄增加，人体免疫功能逐渐下降，与机体衰老呈线性平行关系。胸腺显著萎缩，胸腺素浓度极度下降，T 淋巴细胞对外来抗原的反应减弱，B 淋巴细胞对抗原刺激的应答随年龄增加而下降。免疫细胞（T 和 B）的识别能力减弱，除攻击外来病原体外，还会攻击自身组织，引起机体衰老或死亡。

### （九）其他系统

血液系统的造血功能减退，老年性贫血十分常见。在骨关节方面，由于钙、磷等无机物质及胶原、黏液多糖类有机物质的减少，引起骨皮质变薄、骨质疏松，特别是老年女性尤为明显。关节周围炎（滑囊炎、肩周炎）、颈椎病、椎间盘突出等病均为老年人常见病。

老年人由于生理的老化，身体功能衰退，应变能力降低，修复能力下降，其急慢性损伤及后遗症也随之增多，慢性病及并发症也呈多发性和复杂性。近年来，随着我国医学事业与科研发展，老年医学也逐步发展起来。

## 四、老年病

虽然老年病严格说来是指在器官老化基础上发生并与退化性改变相关的疾病，然而老化是一个漫长的演变过程，一个人生长发育成熟之时便是老化开始之时，只有少数疾病发生于老年期，多数疾病发生于人体老化的全过程。所以现在学者们认为，老年病一般是指老年人中常见的、多发的疾病，即老年人发病率明显增高的疾病。由此可见，老年病并非是老年人所特有的疾病，同时也包括那些中年向老年移行期间的疾病，只有少数疾病为老年人所特有。老年病有不同的分类方法，一般可分为以下五类：

### （一）老年原发性疾病

即老年人特有的疾病，是老年人在器官老化基础上发生并与退行性改变相关的组织机构和功能障碍性疾病，如脑动脉硬化、老年性痴呆、帕金森病、老年性耳聋、前列腺肥大、退行性骨关节病等。

### （二）老年继发性疾病

包含老年病后继发的急性疾病和多种慢性疾病及其他因素导致的老年综合征或老年问题。前者如在脑动脉硬化基础上继发脑卒中，即脑中风，后者如跌倒、尿失禁、晕厥、失眠、慢性疼痛、老年抑郁、便秘、吸入性肺炎和长期卧床等。

### （三）老年易感性疾病

老年易感性疾病是中青年可发病而老年人患病率明显增高的慢性疾病。原因是老年期机体各种组织的老年性变化及其修复能力的减弱，导致组织、器官等功能减弱，使得如高脂血症、动脉硬化、冠心病、脑血管病、慢性阻塞性肺病、骨质疏松和肿瘤等不同系统相互渗透的疾病在老年期多发。

### （四）老年和非老年常见性疾病

此类疾病包括多数任何年龄均可发生的疾病，如高血压、糖尿病、恶性肿瘤、肺部感染和胆石症等。

### （五）老年少见或罕见性疾病

如儿童期的各种传染病很少在老年人中发病。

## 第二节　人口老龄化中的人口统计学和流行病学观点

随着年龄的增长，许多个体经历健康和功能的损失，但是老龄人口不一定经历健康状况的不断恶化。理解这种矛盾需要了解人口老龄化对于人口健康和公共卫生作用的意义。公共卫生领域的人口统计学和流行病学可共同描述这一过程。人口统计学研究人口动态变化，关注人口年龄分布构成的决定因素和老龄化的后果。流行病学也是一门关注人群的科学，它强调疾病在人群中的分布，以及它们的原因和后果。

### 一、人口学变化

人口统计学家认为任何年龄段的人的数量都受出生、死亡和迁移（迁进或迁出地理区域）的影响。人口老龄化不能归咎于高或低水平的生育率、死亡率或迁移率，但能归咎于这些比率的变化。出生率的长期下降是推动一些国家（如美国）20世纪人口老龄化的主导因素，然而在20世纪80年代后，人口老龄化形成的主导因素是老人期的死亡率的降低。死亡率会继续下降，寿命会继续增加吗？答案是具有争议的，并且在一定程度上取决于人类是否对他们的寿命有限制，也就是说对他们所能活的最高的年龄的限制。

长期的出生率和死亡率的变化更普遍地被称为人口学变化。全球通过人口"金字塔"的变化和老年人口与年轻人口比率的变化可形成一个人口模型，描述人口死亡率和出生率从高到低的变化。这个模型最初是基于西欧地区从19世纪开始的数据发展的，它描述人口转型为4个有序排列的阶段。在第一阶段，人口有着高出生率、高死亡率，因此很少或没有人口增长。这个阶段是农业、非工业化社会阶段，从历史上看，每1000人中平均有35~45人死亡和出生。在第二阶段，因为年轻时生活条件和营养条件的改善，出现了高出生率伴随着下降的死亡率，从而人口增长迅速。在第三阶段，当死亡率仍然很低的时候出生率开始下降，因此，人口增长放缓并且人口开始老龄化。在第四阶段，人口经历了持续下降的老年死亡率和持续的人口老龄化。最后一个阶段被认为是由很低且相对恒定的出生率和死亡率组成，因此很低或没有人口增长和一个恒定的年龄分布。例如，20世纪80年代，生育率和死亡率大约为10~15/1000的工业化、城市化社会被认为已经达到最后一个阶段。然而，实际上"旧"人口经历了老年人的死亡率持续下降（见下文），提高了一个不同的第四阶段的可能性。在低出生率和死亡率持续下降这样一个社会下，导致人口增长较低，但重要的是，人口继续朝老年转移或人口继续老龄化。

## 二、流行病学的转变

鉴于人口学变化强调出生率和死亡率的变化，随着人口死亡率从高到低的改变，流行病学转而关注人群死亡的原因和变化的速度。第一阶段为"瘟疫和饥荒的时代"，传染病和寄生虫病主导了这一时期，如肺炎、肺结核、痢疾、流感、肠炎；第二阶段是"传染性疾病消退的时代"，特点是出现退行性疾病，特别是心血管疾病，并成为主要的死亡原因；第三阶段是"退化性疾病和人为疾病的时代"，慢性退行性疾病是死亡的主要原因，如癌症、脑卒中、慢性阻塞性肺疾病。还有学者提出存在第四个阶段，被称为"迟发性退行性疾病的时代"。

## 三、人群卫生保健需求的动态平衡

人口统计学家在以往的研究中探讨人口健康长寿与卫生保健需求的关系。有学者认为，活得长寿意味着越来越恶化的健康以及预防疾病和身体失能残疾。学者Fries在1980年提出了著名的"发病时间压缩（compression of morbidity）"假设，认为当个体一般活得很长而人群接近人类生命的极限时，发病时间在死亡之前将会被压缩成一个很短的时期。学者Manton于1989年提出"动态平衡"理论，该理论认识到发病、死亡和生存曲线之间的关联，提出失能曲线和生存曲线的变化对卫生保健需求的影响是不明确的，而取决于死亡率下降的过程。但也有与之相反的理论,认为可用人口健康的变化来预测死亡率的下降。美国近30年的研究证据证明了"动态平衡"理论的结果,以及发病、死亡和生存之间相互作用。20世纪70年代出现健康期望寿命的增加,20世纪80年代出现发病时间缩短,最近的研究则发现发病时间持续地缩短,与发病、恢复与死亡的变化率没有变化是共存的。说明人口老龄化对卫生保健需求变化的影响是复杂的。

### 四、长寿老人人群

人口老龄化的另一个后果是"高龄"人口的出现。"高龄"人口通常被定义为85岁及以上的人。高龄人口作为长寿人群,是一些国家老年人口增长最快的部分,主要为女性、白人和丧偶者。发达国家的研究发现在长寿人群中生活贫困者的比例减少,而受教育水平达到高中教育者的比例迅速增加。并且发现高龄的人群更多是生活经验丰富的人,他们是身体功能损失大而需要支持性健康照顾服务的高消费者。尽管如此,66%的长寿人群健康状况良好,10%的"高龄"人口定期进行体育活动。美国的研究发现:

(1)"高龄"人口主要是女性(68%是女性、32%是男性),种族是白人,婚姻状况多为丧偶。然而,需要注意的是,65岁及以上的人种族越来越多样化。同时,女性丧偶的可能性是男性的两倍多(76%:34%)。

(2)2006年,"高龄"老人受教育程度增加,生活贫困的人的比例下降到11%。

(3)与年龄较小的老人相比,"高龄"妇女中,虽然有少数妇女有5个或更多的后代,但是也有很少的妇女无子女。这可能会影响家庭照顾者的可用性。

(4)25%的"高龄"人口居住在疗养院,7%的"高龄"人口活动于配有各种设备的社区活动中心,如餐饮、客房、洗衣房或用药管理。平均每年的医疗费用是22000美元/人。平均疗养院费用超过7000美元。

(5)85岁及以上的老人62%有听力障碍,27%有视力问题,32%无牙,即失去了他们所有的天然牙,19%据报告有抑郁症状。

(6)38%的"高龄"男性和56%的"高龄"女性无法执行常见的生理功能,如弯腰或步行2~3楼。42%的"高龄"人口报告有活动受限(活动困难度与个人护理活动有关,如穿衣、洗澡、散步或必需独立自理的活动,比如做家务、做饭或理财)。尽管如此,66%的"高龄"人口健康状况好、非常好或优秀,10%"高龄"人口定期进行体育活动。

## 第三节 老年流行病学概述

### 一、老年流行病学的研究范围

老年流行病学是从老年人这个群体角度来研究老年性疾病的发生、演变规律、疾病分布以及影响因素，探讨预防措施，并评价其效果的科学。它研究的范围除老年疾病外，还包括老年生理学、老年人口学、老年社会学和老年心理学等。

老年流行病学以探讨衰老起因、延缓衰老进程、控制老年性疾病，从而达到老年人健康及延年益寿为目的。目前，国内老年流行病学的研究内容主要有以下几项。

（一）老年人常见病和多发病的病因研究与控制

如研究和确定老年人心脑血管疾病、呼吸系统疾病、恶性肿瘤、Ⅱ型糖尿病、原发性骨质疏松症、老年性痴呆、帕金森病、老年性白内障、老年聋、良性前列腺增生等疾病的危险因素和保护因素，从而有针对地制订防治措施，在城乡社区进行干预，防止某些严重疾病的发生，把老年病尽可能控制在较低水平。

（二）老年人的生活质量研究

通过对不同地区老年人及不同职业背景老年人生活质量的调查，探讨其影响因素，如疾病、躯体功能、心理健康、休闲活动、经济状况、住房条件、家庭地位、社会服务及人际关系等。研究改善措施以提高老年人健康水平和生活质量。

（三）在社区内积极倡导老年人健康促进活动

老年人的健康促进活动是老年人的一项综合行动，涉及众多领域，它包括物质、文化生活、卫生等。老年流行病学的方法是老年人健康促进的常用办法，可用于社区诊断、干预和评估。

（四）研究衰老的机制及探讨长寿奥秘

机体衰老是多种因素综合作用的结果，对衰老的起因和机制必须进行综合研究，除了应用生物学和实验医学手段进行研究外，还必须采用流行病学的调查研究方法和多因素判别法,才能揭示衰老的本质。同样,长寿也受许多因素的影响,不同地区、不同民族、不同职业以及不同饮食生活习惯的人们之间,其寿命就存在着差异。它运用流行病学方法对这些差异进行研究,探索有益于健康长寿的保护因素,指导老年保健工作。

(五)研究老年社会学和心理学等方面的问题

如老年人生活方式、婚姻状况、家庭关系、社会联系、工作和离退休、经济收入、社会福利以及卫生保健等;研究老年人特殊情况的需求,如老年人跌倒、老年人脚病、老年人抑郁及临终关怀等问题。

## 二、老年流行病学的研究方法

老年流行病学的研究方法与流行病学的研究方法没有什么区别,都是应用流行病学中的描述性研究、分析性研究和实验性研究方法开展调查和分析。其不同于其他学科之处主要是研究的侧重点和一些特有的指标。

(一)老年人人口学相关指标

老年人口指数(age population index),又称老年人口负担系数,是指大于等于60岁人口与劳动力人口之比。该值越大,说明老年人口给社会带来的负担越重。

老龄化系数(aging coefficient)又称老少比,是指大于等于60岁人口与0~14岁人口之比。该系数小于15%为青年人口型;15%~30%为成年人口型;大于30%为老年人口型。

长寿水平(longevity level)指高龄老人在老年人口中的百分比。这一指标反映了达到长寿的可能性,也反映了现在已达到老年时期的那代人群的历史情况。该指标是反映一个国家和地区老年保健服务的水平,若保健服务好,则长寿老年人口比例高,一般认为20%以上属于高水平。

抚养系数(bring up coefficient)即社会负担系数,常用总抚养系数和老年抚养系数表示。总抚养系数是指60岁或65岁及以上老年人口数和14岁以下人口数的合计数与15~59(或64)岁劳动年龄总人口之比,用百分数表示。老年抚养系数是指60岁或65岁及以上老年人口数与15~59(或64)岁劳动年龄总人口之比,用百分数表示。

平均期望寿命（life expectancy）又称"生命期望值"，是对人的生命一种有根据的预测，即预测年龄某岁的人今后尚能生存的平均寿命。自20世纪中叶以来，不仅工业化国家的平均期望寿命有了提高，而且全球平均期望寿命普遍有所提高，其中尤以东亚为主。1950年，全球平均期望寿命低于45岁，而到1990年已达到71岁，其中日本的平均期望寿命已达到世界最高水平，为79岁。其他欧美国家均在73~75岁之间，其中意大利、西班牙、瑞士则已达到78岁的水平。中国的平均期望寿命也有了明显的提高，2005年已达73岁。

健康期望寿命（active life expectancy）。人类生存曲线反映了各年龄人群生存的概率，当人们研究去除残疾、残障后会得到另一条生存曲线，这就是去残疾、残障生存曲线，这时人的生存概率降低了，但存活的质量却提高了。这就是所谓的健康期望寿命。

（二）人口老龄化指标

衡量人口老龄化状况的指标体系通常可以划分为反映人口老龄化的程度指标体系、速度指标体系和抚养比指标体系三类。

（1）反映人口老龄化的程度指标体系，是指人口年龄结构变化的程度指标，具体包含以下内容：

①老年人口比例，也称老年系数，是指60岁或65岁及以上人口占总人口的百分比。

②少儿人口比例，也称为少儿系数，是指14岁及以下少儿人口占总人口的比例。少儿人口比例也是构成人口老龄化定义的基本内容之一。

③老少比，是指老年人口数与少儿人口数之比。这个指标能够较清晰地反映出两个群体之间相应数量的变化程度。

④人口年龄中位数，这个指标是指将总人口按年龄排列分成两部分人数相等的年龄，一半人口在年龄中位数以上，一半人口在年龄中位数以下。年龄中位数的上升与下降能清晰地反映出总人口中年龄较长的人口所占比例的变动情况，它的变化可以敏感地反映出人口总体的变化趋势。根据以上程度指标，判断一个国家或地区的人口年龄结构类型基准。

（2）反映人口老龄化的速度指标体系，是指某一时期人口老龄化程度的进展或老龄化程度由某一程度提高到另一程度所需的时间。它包含的内容有：

①一定时期（5年、10年或更长）的老年人口比例每年平均增长的百分点或增长速度。

②一定时期（5年、10年或更长）每年平均增加的中位数年龄数（岁数）。

③老年人口比例由某一程度增加到另一程度（一般为倍增）所需的年数。

④年龄中位数由某一年龄（20岁、30岁）增加到另一中位年龄（30岁、40岁）所需的年数等。

根据"老年人口比例由某一程度增加到另一程度所需的年数"这一指标可以对世界各国的老龄化速度状况进行比较。

（3）反映人口老龄化的抚养比指标体系。

抚养比又称为抚养系数，严格地说，应为劳动者和非劳动者人数之比。但由于存在统计上的困难性，在实际操作中常常用人口中非劳动年龄人口数与劳动年龄人口数之比来代替。世界上大多数国家都确定了劳动年龄人口，国际通行的标准为15~64岁。在我国，一般以15~59岁为劳动年龄人口，14岁及以下和60岁及以上人口为被抚养人口。抚养比指标不仅反映了不同人口群体之间的抚养关系，同时也反映了人口老龄化的程度。但需要注意的是，抚养比指标反映的仅仅是人口学概念上的人口抚养比例，是从经济学角度反映人口老龄化社会经济后果的指标之一，而不是经济学意义上的经济抚养系数。抚养比指标体系中包含的指标有少儿抚养比、老年抚养比和总抚养比。

①少儿抚养比，又称为少儿抚养系数，是指14岁及以下少儿人口数与15~59（或64）岁劳动年龄总人口之比，用百分数表示。

②老年抚养比，又称为老年抚养系数，是指60岁或65岁及以上老年人口数与15~59（或64）岁劳动年龄总人口之比，用百分数表示。

③总抚养比，又称为总抚养系数，是指非劳动年龄总人口数与劳动年龄总人口数之比，用百分数表示。

## 三、我国人口老龄化的特点、现状及发展趋势

21世纪的中国是人口老龄化及老年人口高龄化迅速发展的时期，人口老龄化是经济发展、科技进步、医疗卫生条件改善所带来的人均预期寿命不断提高的必然结果。因此，从这种意义上说，人口老龄化是人类社会发展的必然趋势，是人类生活质量得到提高的重要标志。

## (一) 我国人口老龄化的特点

据统计,2010年我国60岁以上的人口数量已经达到1.776亿,占总人口的13.26%,按照联合国"60岁以上人口占总人口比例超过10%或65岁以上人口占总人口比例超过7%"的老龄化社会定义,我国已经进入了老龄化社会。

### 1. 我国人口老龄化的进程

我国的人口老龄化进程是从20世纪70年代至80年代初开始起步的。根据人口年龄结构的变化状况,1970—2000年我国人口老龄化的进程可以划分为两个阶段:①老龄化的提高阶段(1970—1990年)。在这一阶段中,我国人口老龄化开始出现持续提高的态势。②快速步入老年型人口阶段(1990—2000年)。在这一阶段中,我国人口老龄化速度加快,到2000年底,65岁及以上老年人口的比例超过了7%,标志着我国的人口年龄结构已经转变为老年型,并呈现出人口老龄化社会所具有的特点(见表4-1)。

表4-1 中国历次人口普查老年人口数量及比例变化趋势

| 年份 | 总人口(万) | 60岁及以上 | | 65岁及以上 | | 80岁及以上 | |
|---|---|---|---|---|---|---|---|
| | | 数量(万) | 比例(%) | 数量(万) | 比例(%) | 数量(万) | 比例(%) |
| 1953 | 56745 | 4154 | 7.3 | 2504 | 4.4 | 185 | 0.3 |
| 1964 | 69458 | 4225 | 6.1 | 2458 | 3.5 | 181 | 0.3 |
| 1982 | 100391 | 7664 | 7.6 | 4927 | 4.9 | 505 | 0.5 |
| 1990 | 113051 | 9697 | 8.6 | 6299 | 5.6 | 768 | 0.7 |
| 2000 | 126583 | 13012 | 10.3 | 8837 | 7.0 | 1200 | 1.0 |
| 2010 | 133973 | 17765 | 13.3 | 11883 | 8.9 | 2096 | 1.6 |

资料来源:姜向群、杜鹏主编《中国人口老龄化和老龄事业发展报告》,中国人民大学出版社2015年版。

### 2. 我国人口老龄化的特点

根据人口结构发展变化的特征,我国人口老龄化的特点可以概括为:①生育率的迅速下降是导致人口老龄化的主要原因,这与我国限制人口增长的政策相关。②在相当长一段时期内人口老龄化与人口年龄结构的"黄金期"并存。由于少儿人口减少的幅度大于老年人口增加的幅度,使得整个人口年龄负担系数出现下降的趋势。③人口老龄化的速度比较快。④基数大,即老年人口规模大、增长快。人口老龄化程度高于发展中国家,但远低于发达国家(见表4-2)。⑤高龄化率高,即高龄老人的数量与比例大,增长速度快。⑥底子薄,即经济不发达条件下的老龄化。⑦不平衡性,即各地区老龄化起步、速度和程度有较大的差别。但是2015年在平稳实施"单独两孩政策"的基础上,提出了"促进人口均衡发展。坚持计划生育的基本国策,完善人口发展战略。实施一对夫妇可生育两个孩子政策"和"积极开展应对人口老龄化行动"的政策。"全面两孩政策"期望通过提高生育率而减少老年人口的比重,从而降低老龄化水平。这对中国的人口数量、结构、质量以及社会经济发展都将产生深远的影响。

表4-2 2015年中国等九国的老年人口数量和在总人口中的比例

| | 60岁及以上 | | 65岁及以上 | | 80岁及以上 | |
| --- | --- | --- | --- | --- | --- | --- |
| | 数量(千) | 比例(%) | 数量(千) | 比例(%) | 数量(千) | 比例(%) |
| 日本 | 42060.80 | 33.17 | 33533.26 | 26.44 | 10007.65 | 7.89 |
| 德国 | 23080.21 | 27.96 | 17706.44 | 21.45 | 4756.57 | 5.76 |
| 法国 | 16128.08 | 24.82 | 12171.37 | 18.73 | 3846.02 | 5.92 |
| 美国 | 66913.43 | 20.58 | 47692.31 | 14.67 | 12018.40 | 3.70 |
| 俄罗斯 | 28047.50 | 19.74 | 18762.49 | 13.20 | 4145.07 | 2.92 |
| 韩国 | 9159.29 | 18.41 | 6470.45 | 13.01 | 1377.66 | 2.77 |
| 中国 | 209012.04 | 14.91 | 132457.30 | 9.45 | 23168.31 | 1.65 |
| 巴西 | 24216.74 | 11.89 | 16330.41 | 8.02 | 3494.70 | 1.72 |
| 印度 | 112300.69 | 8.76 | 70058.64 | 5.46 | 10371.41 | 0.81 |

资料来源:根据联合国《人口老年化与发展(2015)》数据汇总

(二)我国人口老龄化的现状及发展趋势

根据国家统计局发布的第六次人口普查数据,到2010年底,全国总人口为133281万人,60岁以上老年人口在总人口中的比例为14.91%,其中近九成是中低龄老年人,即70岁以下的老年人。1982—2010年四次人口普查结果显示,80岁及以上的高龄老年人口在整个老年人口中所占的比例正在不断提高,从1982年的0.07%上升至2010年的11.82%,增加了近11个百分点。不同性别老年群体的占比差距较2000年降低70.5个百分点,男性占49.0%,女性占51.0%,这一方面是因为同时期女性死亡率低于男性,预期寿命比男性长,所以同时期女性老年人存活率高于男性。

(三)我国老年人健康状况变化

我国过去10多年来的老年人健康状况不容乐观,需高度关注老年人群体的疾病转型。老年人口随着年龄增加两周患病率明显增加,其中慢性疾病增加较快,部分病种增加较多,地区差异、年龄差异、性别差异明显。老年女性的两周患病率普遍高于男性,但随着年龄增加两性间差异有缩小趋势。老年人两周患病者中以循环系统疾病患病率最高,随着年龄的增长内分泌系统、恶性肿瘤、呼吸系统、泌尿系统的患病率呈上升趋势,高血压、脑血管疾病随年龄的增加也很明显。从1993至2008年,慢性患病率明显增加的有内分泌系统增加了244.5%、循环系统增加了104.7%、恶性肿瘤增加了40.0%;患病率明显增加的主要疾病有糖尿病增加了260.8%、高血压病增加了186.2%、脑血管病增加了55.9%、前列腺增生或炎症增加了63.6%、椎间盘疾病增加了40.4%等。同时,由于慢性疾病,老年人口失能情况比较严重,60岁以上老年人中度以上失能程度的发生率从2003年的10.6%上升为2008年的16.9%,农村失能率高于城市,分别为19.0%和12.8%,男性失能率为15.2%,女性失能率为18.4%。

### 四、我国老年流行病学研究成果

(一)拟定健康老人的评价标准

在大量研究的基础上,中华医学会老年医学分会老年流行病学组对健康老年人提出10条评价标准:①躯干无明显畸形、无明显驼背等不良体型,骨关节活动基本正常;②神经系统无偏瘫、无老年性痴呆及神经系统其他疾病,神经系统检查基本正常;③心脏基本正常,无高血压冠心病(心绞痛、冠状动脉供血不足、陈旧性心肌梗死等)及其他器质性心脏病;④无慢性肺部疾病,无明显肺功能不全;⑤无肝肾疾病、内分泌代谢疾病、恶性肿瘤及影响生活功能的严重器质性疾病；⑥有一定的视听功能；⑦无精神障碍，性格健全，情绪稳定；⑧能恰当对待家庭和社会关系；⑨能适应环境，具有一定的社会交往能力；⑩具有一定的学习能力、记忆能力。

(二) 探讨老年人生理正常参考值

我国从1982年开始，在全国范围内，尤其是各大城市，先后开展了老年人生理正常参考值的探讨。就老年医学的角度而言，各项生理正常参考值既是老年人健康状况和衰老程度的判断标准，又是老年性疾病诊断和防治效果的重要依据。我国尚未建立系统、完整的老年人生理正常参考值，而是以成年人的数值或参考国外报道的数值为依据进行判断。因为文化背景、体制以及生理差异，这种参考方式势必带来一定的误差，这种"借用"的数值显然是不合理的，也是不科学的。

这项工作通常需要对大量的老年人群体，包括工人、农民、知识分子、军人、干部、家庭主妇等进行调查，检测的项目包括一般情况（如身高、体重等）、临床指标（各项检查）、功能检查、影像学检查、化学检查等。其结论在20世纪80年代《中华老年医学》《中国老年医学》等杂志已有多次报道。总之，老年人各项生理指标随年龄增加而变化，一般年龄越大，变化越显著。

(三) 开展大量老年医学综合考察与流行病学研究

长期以来，我国老年流行病学工作者与老年医学各学科人一起，通过大量流行病学调查，包括老年疾病发病率调查、长寿调查、百岁老人长寿因素调查、遗传因素与环境因素对健康长寿的影响调查，以及老年医学综合考察等，科学地总结出人类健康长寿受多重因素的影响，提出人类要实现健康长寿，必须因人而异地采取综合的对策。我国老年流行病学在老年临床流行病学、老年血清流行病学、老年分子流行病学、老年遗传流行病学、老年地理流行病学，乃至老年药物流行病学等方面，都有不同程度的发展。通过对老年疾病进行调查，发现发病率与人口老龄化成正相关。因此，必须提高个人和社会对老年疾病预防和保健工作重要性的认识。

(四) 开展老年人生活质量调查

面对21世纪人口老龄化的挑战和长寿时代的到来，不断提高老年人的生活质量已经提上了议事日程。生活质量是在"生物—心理—社会医学"模式的指导下生产的一种新的健康测量技术。随着人类对健康、亚健康和疾病内涵认识的不断深入和当代科学技术的迅速发展，促进了老年生活水平的提高和健康状况的改善。疾病的改变和新的疾病的出现，导致了人群的健康需求逐步提高，生活质量评价技术就是在这一背景下产生和发展起来的。

近10年来，医学领域对这一课题的探讨十分活跃，卫生部老年医学研究所提出在全国开展生活质量调查。经在北京、广州、长沙、武汉等地区进行的实践，对我国老年人生活质量的调查方法、内容等有了一致的认识，并提出了统一的调查表格，开展调查研究，也已经取得了积极的成果。

（五）开展老年保健及社区卫生服务模式研究

我国从1996年起将社区卫生服务纳入医疗卫生改革的重点内容。以社区为基础的慢性病防治和老年保健工作日益受到重视，社区卫生服务的对象主要是老年人，其服务一般由街道医院、街道卫生站、街道办事处共同组织，为老年人提供医疗、护理、康复、健康教育、定期体检、家庭病床等服务，但这些服务的范围和内容十分有限，不能满足我国老龄化的需要。因此，广大老年流行病学工作者正在积极探索一种适合我国国情的新模式，改善老年人卫生服务，提高老年人健康水平和生活质量。

（六）进行老年病多学科整合管理

老年病的多学科整合管理（interdisciplinary integrated management for aged diseases）是在老年病的管理中，针对老年人病理、心理和社会环境等问题和影响因素，秉承以人为本的服务理念，采用"生物—心理—社会—环境—工程"的医学模式，组成由全科医师、老年病医师、康复师、护士、心理师、营养师、临床药师、个案管理者、社会工作者、护工、宗教工作者、患者本人及其家属等构成的多学科团队，对老年病患者实施综合性医疗及康复和护理服务。目前，医学界以医院为单位，提出了11种医院多学科整合管理模式，分别为老年急诊多学科整合管理模式、老年门诊多学科整合管理模式、以老年病医师为主导的多学科整合管理模式、以老年精神心理评估为主导的多学科整合管理模式、以老年康复为主导的多学科整合管理模式、以老年护理为主导的多学科整合管理模式、卒中单元的多学科整合管理模式、临终关怀中的多学科整合管理模式、老年围术期多学科整合管理模式、老年健康体检中的多学科整合管理模式、出院评估多学科整合管理模式。同时，以社区为基础，老年病学提出了4种社区多学科整合管理模式，分别为以全科医师为主导的社区多学科整合管理模式、以社区工作者为主导的社区多学科整合管理模式、以康复护理为主导的社区多学科整合管理模式和以临终关怀为主导的社区多学科整合管理模式。

（宋肖肖）

**参考文献：**

[1] 詹思延. 流行病学 [M]. 7版. 北京：人民卫生出版社，2012.

[2] 范炤，李琳. 老年流行病学 [M]. 北京：军事医学科学出版社，2008.

[3] 李鲁. 社会医学 [M]. 4版. 北京：人民卫生出版社，2014.

[4] 国家应对人口老龄化战略研究——健康老龄化与老年健康支持体系研究课题组. 健康老龄化与老年健康支持体系研究 [M]. 北京：华龄出版社，2014.

[5] 孙鹃娟，杜鹏. 中国人口老龄化和老龄事业发展报告2015：中国人民大学研究报告系列 [M]. 北京：中国人民大学出版社，2016.

[6] 陈峥. 老年病多学科整合管理 [M]. 北京：中国协和医科大学出版社，2013.

# 第五章 老年医疗服务与管理

人口老龄化是整个人类社会发展到一定阶段必须面对的严重问题，随着医学技术的进步和社会经济的发展，人们生育意愿降低导致的低生育率及居民期望寿命的增长，使得老龄化的进程不断加剧。然而期望寿命的增长及人口老龄化的加剧并不等同于老年人健康水平的提高。随着年龄增长，老年人机体器官老化、自我修复能力减退、暴露于危险因素的时间延长，老年人罹患各种疾病的风险也随之增高。因此，加强老年人医疗服务与管理是提高老年群体生命长度及生命质量的重要举措，是应对老龄化的主要战略之一。本章针对与老年人健康密切相关的慢性病及其危险因素干预、口腔常见疾病与保健、营养与健康三个方面进行阐述，分析这些健康问题的流行现状，探讨相应的干预措施，为促进老年人医疗服务水平提高及管理模式的完善提供参考。

## 第一节 老年慢性病、相关危险因素及其干预

与人口老龄化相关的主要问题之一是慢性非传染性疾病（简称慢性病）的负担增加，如心脑血管疾病、高血压、糖尿病、肿瘤、痴呆、意外伤害、听力及视力损失等，尤其在中低收入国家，老年人罹患慢性非传染性疾病所带来的影响比高收入国家要高1~2倍，许多老年人常常同时合并多种健康问题，而且老年人由于慢性病引起的健康状况低下不仅加重其个人负担，同时也增加了家庭及社会的负担，其医疗费用可能导致整个家庭陷入贫困，因此对于占有社会资源较少的人群或生活在贫困地区的人群来说，老年人慢性病的潜在影响就更显著。对老年人进行慢性病及相关危险因素的有效干预，也是实现"健康老龄化""积极老

龄化"目标的重要手段之一，应当通过动员全社会参与，合理配置社会资源，采取积极的措施控制老年人慢性病及相关危险因素，提高其生命质量，进而实现以上目标。

## 一、老年人慢性病及相关危险因素

### （一）老年人慢性病流行现状

1. 老年人慢性病患病现状

人群健康状况及流行病学特征与人口结构的改变密切相关，我国的疾病负担从传染性疾病及妇幼卫生问题逐渐转向慢性病，2013年中国2.02亿老年人口中，就有超过100万人至少患有一种慢性病，很多人同时患有多种慢性病，随着老龄化程度的加剧，与年龄密切相关的一些慢性病累计人口数还将不断上升。根据《2012年世卫组织全球疾病负担评估》报告，中国45%的DALYs伤残调整寿命年是由60岁及以上的老年人健康问题所致，在全世界范围内，高收入国家的这一比例为49.2%，中低收入国家为19.9%，我国的老年疾病负担比例已达到高收入国家的水平。在中国，造成老年人疾病负担健康问题的前几位均为慢性病，分别为脑卒中、恶性肿瘤、缺血性心脏病、呼吸系统疾病及糖尿病。

根据全国最新数据，我国2012年60岁及以上老年居民的高血压患病率为58.9%，其中城市老年居民为60.6%，农村老年居民为57.0%，农村老年居民血压知晓率为53.7%，治疗率为48.8%，控制率为16.1%，其中经过治疗的患者的血压控制率为32.9%。60～69岁老年人糖尿病患病率为18.9%，知晓率为44.5%，治疗率为42.1%，控制率为35.7%，经过治疗者的控制率为35.5%；70岁及以上老年人糖尿病患病率为20.5%，知晓率为39.5%，治疗率为36.3%，控制率为38.9%，经过治疗者的控制率为37.9%。60岁以上居民高胆固醇患病率为8.6%，高甘油三酯血症患病率为12.4%，低高密度脂蛋白胆固醇血症患病率为31.4%，血脂异常患病率为40.8%。2010年全国慢阻肺调查的结果显示，60岁及以上老年人的患病率为15.5%，男性显著高于女性。根据世卫组织"全球老龄化和成人健康研究（SAGE）"项目的结果，中国60岁及以上老年人自报脑卒中患病率为5.7%，且随年龄增长逐渐升高。

云南省2010年慢性病及其危险因素监测结果显示，60岁及以上老年人高血压患病率为45.5%，女性高于男性（男性为38.7%、女性为51.9%），城市高于农村（城市60.9%、农村42.1%），老年人的高血压知晓率为46.7%，治疗率为29.7%，控制率为6.6%。60岁及以上老年人糖尿病患病率为17.5%，女性高于男性（男性为15.7%、女性为19.1%），城市高于农村（城市为20.9%、农村为16.7%），糖尿病知晓率为18.4%，治疗率为17.2%，控制率为10.3%。60岁及以上老年人高胆固醇血症患病率为8.8%，高甘油三酯血症患病率为13.4%，低高密度脂蛋白胆固醇血症患病率为28.6%，高低密度脂蛋白胆固醇血症患病率为4.2%。

不论从全国还是从全省的结果来看，60岁以上老年人高血压、糖尿病的患病率远远高于其余年龄段（见图5-1、图5-2），超过60%的老年人都至少患有一种慢性病，其60岁以后的人生都属于带病生存状态，必然会影响其生命质量，并且老年人对自身健康状况的知晓率及治疗率低，患病者的疾病控制结果不理想。

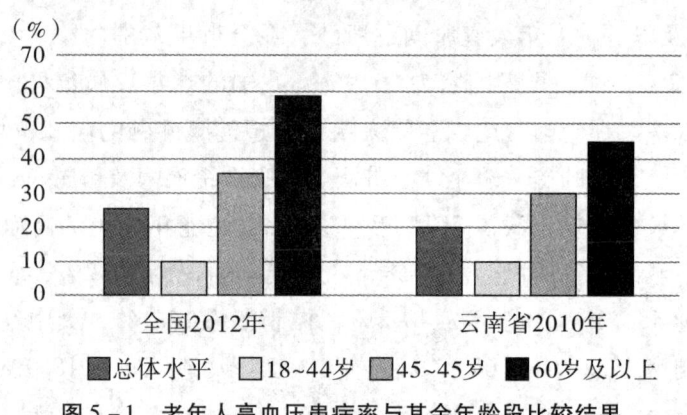

图5-1 老年人高血压患病率与其余年龄段比较结果

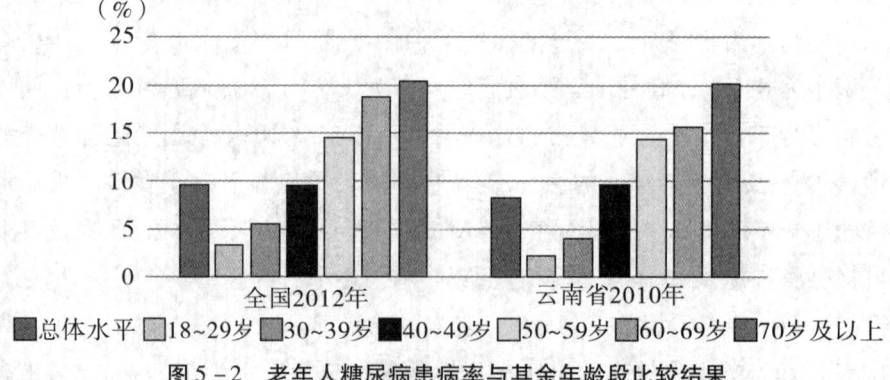

图5-2 老年人糖尿病患病率与其余年龄段比较结果

2. 老年人慢性病死亡现状

根据 2015 年全国疾病监测系统数据,65 岁以上老年人死因顺位前五位均为慢性病,分别为脑血管疾病(死亡率 1142.13/10 万)、心脏病(死亡率 1135.98/10 万)、恶性肿瘤(死亡率 908.33/10 万)、呼吸系统疾病(死亡率 682.20/10 万)、伤害(死亡率 166.60/10 万)。65 岁及以上老年人群 2015 年死亡率为 4536.7/10 万,其中慢性病死亡率为 4156.36/10 万,慢性病的死因构成比占总死亡的 91.62%,慢性病成为导致老年人群过早死亡的最主要原因。

(二)老年人慢性病相关危险因素现状

根据世界卫生组织 WHO 估计,中国接近 80% 的老年人死亡可归因于不合理膳食、高血压、吸烟、空腹血糖高、空气污染、缺乏锻炼,此外,还有吸烟及饮酒也是公认的导致慢性病发生的重要危险因素。

烟草是导致慢性病的危险因素之一,烟草雾中含有 7000 多种化学物质和化合物,其中有多种是国际癌症研究中心定义的"一类致癌物",还有些化学物质能够引起冠状动脉持续收缩,因此吸烟能够增加动脉硬化、冠心病、脑血管病、肺部疾病及恶性肿瘤等多种慢性病的发生病率。根据 2010 年全球成人烟草调查结果,我国现有吸烟人数超过 3 亿,15 岁及以上居民的现在吸烟率为 28.1%,其中 65 岁及以上老年人吸烟率为 22.7%,现在吸烟者当中的每日吸烟者占 88.7%,戒烟率为 38.1%,日均机制卷烟吸烟量平均为 12.4 支,被动吸烟率为 54.5%。2013 年,云南 60 岁及以上老年居民现在吸烟率为 28.5%,吸烟者每日吸烟率为 94.6%,18 岁以前开始吸烟者占 24.1%,戒烟率为 26.7%,被动吸烟率为 60.8%。

近年来,饮酒导致的各种健康问题也逐渐成为大众关注的公共卫生问题。饮酒对健康的影响程度主要与饮酒量及饮酒模式有关,饮酒与全死因死亡率呈"U"形关系,在不饮酒者与饮酒者当中,少量饮酒者冠心病及心梗的患病率及死亡率低于不饮酒者及大量饮酒者。酒精除了对饮酒者躯体健康产生影响外,还对其精神也造成影响,从而也间接产生一定的社会危害,长期大量饮酒会导致酒精依赖综合征、消化系统疾病、心脏病、高血压及酒精导致的精神病。2012 年全国调查结果显示,60~69 岁居民有害饮酒率为 12.2%,70 岁及以上有害饮酒率为 9.8%;云南省 2010 年调查结果显示,60 岁及以上老年人危险饮酒率为

12.8%，有害饮酒率为7.1%。见图5-3。

不合理膳食对健康的影响主要是蔬菜水果的摄入不足、红肉（猪肉、牛肉、羊肉）及油盐摄入过量，WHO建议每日摄入蔬菜水果量不应低于400克，世界癌症研究基金会推荐红肉每日摄入量不应超过100克。在2010年全国慢性病及其危险因素监测结果当中，60岁及以上老年人每日摄入蔬菜水果未达推荐量者占56.6%，红肉每日摄入量超过推荐量者占51.8%，2010年云南省老年人以上两个率分别为60.0%、29.8%。

身体活动能减少过早死亡的风险，能够降低各类慢性病的患病风险，如心血管疾病、脑卒中、II型糖尿病、癌症、骨质疏松、关节炎、肥胖等，有助于控制腰背或膝关节痛，改善心理上的自我感觉，缓解紧张、焦虑、抑郁及孤独的感觉，有助于延缓老年人认知功能的下降。老年人适量的身体活动能够改善心肺和血管功能，提高摄取和利用氧的能力；保持肌肉力量、延缓肌肉量和骨量丢失的速度，促进性激素分泌和钙吸收、增加骨皮质血流量，增加骨密度，从而达到防治骨质疏松的目的。运动还可减少身体脂肪的蓄积和控制体重增加，降低跌倒发生骨折的风险，调节心理平衡，减慢认知能力的退化，改善精神健康，维持社交网络，提高生活自理能力和生活质量，预防慢性病。根据国家2013年调查获得的数据，60~69岁老年人经常锻炼率为25.2%；从云南省2013年调查数据来看，老年人经常锻炼率为14.4%，从不锻炼者占83.3%。

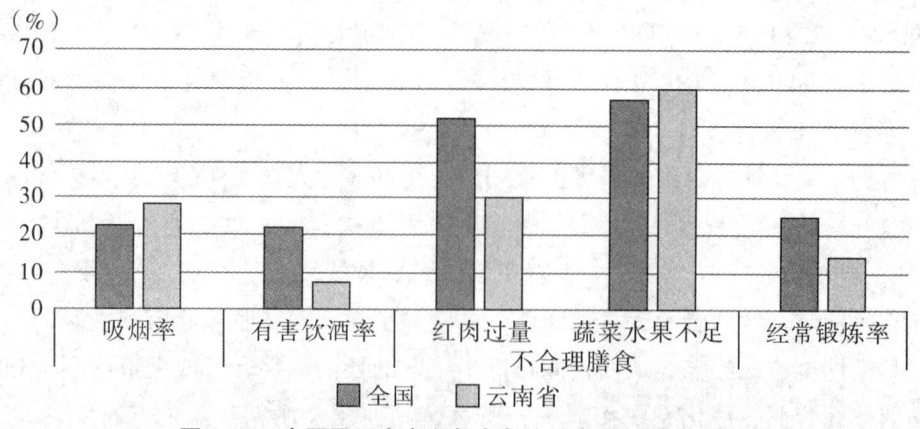

图5-3 全国及云南省老年人危险因素流行情况

此外，室内外空气污染、未改善的饮用水水源也是导致患慢性病的重要危险因素。室内空气污染的主要来源是燃烧的木头、煤炭、稻草/秸秆等。根据世卫组织 SAGE 项目结果，约 45% 的 60 岁及以上老年人使用非清洁燃料做饭，农村地区老年人使用非清洁燃料的比例高于城市（农村为 89%、城市 7.1%），城市居民多使用液体或气体燃料（92.8%），农村地区多使用固体燃料（86.1%）；家庭收入水平增加，则使用清洁燃料的比例增加。近些年来，中国许多地区的室外空气质量严重下降，根据中国环境监测总站 2013 年空气质量监测调查结果，北京—天津—河北、长江三角洲和珠江三角洲是污染最严重的地区。SAGE 研究发现，约 96.3% 的老年人能获得经过改善的饮用水，但是农村地区的老年人仅有 7% 能够使用清洁饮用水，并且这一比例与收入的关系较大，最高收入组的老年人 100% 可以获得清洁水源，而最低收入组当中，近 12% 的老年人不能获得经过改善的饮用水。

## 二、老年人慢性病及相关危险因素的干预

面对老龄化对慢性病防控带来的冲击，国际及国内社会均采取了不同的应对措施，并在不断地完善和提高。老年人慢性病及相关危险因素的干预与全人群慢性病的干预策略相同，主要从全人群及高危人群两个层面加以干预。

（一）老年人慢性病防控的全人群策略

全人群策略主要是通过政府制定相应的卫生政策，从健康教育、健康促进、社区初级卫生保健等方面入手，在全部老年人群中控制慢性病的主要危险因素，预防和减少疾病的流行。在既往针对高危人群慢性病预防的三级理论基础上，近年来，国内外学者又提出了"零级预防"的概念，"零级预防"是指通过对全人群进行健康干预，预防危险因素在全人群中的流行。与针对高危人群病因预防的"一级预防"相比，"零级预防"针对的人群扩展为全人群，预防的目标是控制危险因素，而不是危险因素出现后预防疾病的发生，将慢性病预防的关口前移，更有利于提高全人群的健康水平。这个概念的提出，也是顺应医学模式转变的结果，对健康的关注，不再仅仅局限于患病后，而是更注重"全生命周期"的健康。

1. 健康教育与健康促进

健康教育及健康促进是针对全人群进行干预的重要手段。健康教育是旨在帮

助对象人群或个体改善健康相关行为的系统的社会活动。健康促进是促使人们维护和提高他们自身健康的过程，是协调人类与环境的战略，它规定了个人与社会对健康各自所负的责任，其内容包括建立促进健康的公共政策、创造健康支持环境、加强社区行动、发展个人技能、调整卫生服务方向五个方面。

在促进老年人健康的公共政策方面，国外的一些国家提供了许多值得借鉴的经验，日本、荷兰、韩国及德国四个国家为老年人提供了长期照护保险制度，这种制度与健康保险不同，涵盖了因患疾病或残疾而不能独立生活的人在至少6个月时间内的照护需求。德国的长期照护保险是一种强制性的计划，保险费由受保人及其雇主平摊；受益的条件并不以年龄为基础，但受益者几乎有80%已达到65岁或以上。根据三个等级的依赖性，对受益者进行分类。根据最近的数据，德国的8200万人中约有7900万具有某种形式的长期照护保险。其中约88%是公共保险，12%是私人保险。德国长期照护保险的多数受益者住在家中（69%），这样，他们可选择为支付其照护需求按月领取现金，在2012年为235欧元（300美元）至700欧元（930美元）；或者能以专业照护服务的形式享受保险待遇——在2012年为450欧元（600美元）至1550欧元（2065美元）。长期照护制度在不同程度上由税收资助，也可以通过自付现金、政府税收或保险进行资助。这四个国家选择采用这种强制性的保险计划，可确保每一个人在面对这些费用时至少有某种程度的保护。

在一些发展中国家，政府也从国家层面考虑了老龄化的问题。例如泰国政府采取了多种措施引导资源投向老年人的供养，在2011年启动了国家养恤基金，在社会保险体系投保的工人和按计划进行的国民储蓄计划的储蓄者中扩展退休金。巴西政府实施了一个10年健康计划（2011—2021），由市政当局支持，建设4000所"卫生学院"，其中就包括了提供给老年人锻炼的公共健身房，保证不论是在贫穷的社区还是在繁华的大城市，老年人都能够在有人管理的场所锻炼身体，这个计划不仅是促进老年人健康的计划，与慢性病患者管理一样，都是巴西国家抵御非传染性疾病计划的一部分。

世界卫生组织关爱老人城市规划涉及以下几个方面的内容：室外空间和建筑、交通、住房、社会参与、尊重和社会包容、公民参与和就业、沟通和信息，以及社区支持和卫生服务。这些内容也包含了预防老年人慢性病的相关措施，例如营造积极的老年生活氛围，建设室外活动场地、提供锻炼设施，鼓励老年人参与锻炼及社会活动群体,改善其身体及心理健康状况;在市政建设当中考虑老年人行动不便设置的一些便利设施,也起到了预防老年人跌倒等意外伤害的作用;关爱城市规划中,提倡尊重和包容老年人群,对其心理健康也会起到有益的效果。

在经济迅速发展的中国,随着家庭规模缩小和年轻家庭成员的迁出或出国,老年人独自居住的情况更加常见。由于衰老,人们出现行动困难,癌症、中风及痴呆等慢性病的可能性增大,许多人由于孤单和贫困,还会容易患抑郁症。科技的运用能明显改善老年人的身体健康,并帮助维持其独立性。例如,利用移动设备监测和收集老年人的慢性病信息,协助老年人坚持服药、饮食和锻炼,能够发现并向专业人员警示潜在健康问题。另外,科技手段还可以监测老年人的睡眠行为,再如一些厕所设备能够向护理人员发出尿道感染这一老年人常见病的早期预警信号,还有一些设备的运动和震动感应器能够察觉摔跤这一老年人常见致残或致死原因,并发出求助信号,还有设备能监测炉灶使用,并在老年人忘记关火时发出警报。在许多国家目前已经开始采用"移动卫生"的方式,将手机作为监测和管理慢性病的工具,对于行动不方便的老年人,可以用手机与几百里以外的医生联系。

在针对全人群危险因素预防的领域,范围最广的是20世纪90年代开始的针对烟草使用开展的全球控烟工作,2003年5月21日世界卫生大会上通过的《世界卫生组织烟草控制框架公约》(World Hearth Organization Framework Convention on Tobacco Control,WHO FCTC)呼吁各国开展广泛的国际合作,控制烟草流行。这是一项重要的健康促进措施,其主要目的是监测烟草使用与预防政策,保护人们免受烟草烟雾危害,帮助人群戒烟,警示烟草危害,确保禁止烟草广告、促销和赞助,提高烟草税收。这项措施在控制人群慢性病主要危险因素的同时,也是控制烟草对老年人造成危害的重要举措。

2. 社区初级卫生保健

初级卫生保健在慢性病防治方面具有很大的优势。首先是防治的受众人群,不仅仅包括患者、高危人群,还包括了普通人群;其次社区的人群相对稳定,卫生人员与居民沟通容易,便于防治工作的开展,因此以社区为基础,医防结合,多种手段干预,是最有效的慢性病防治模式。

对卫生保健需求最高的人群往往获得最少的卫生保健服务,他们当中的绝大部分是社会最弱势的群体。受到年龄、居住地区及社会经济地位等因素影响，一些卫生保健需求高的老年人难以获得公平待遇。目前在我国开展的基本公共卫生服务项目当中，健康教育及老年人健康管理就是针对全体老年人群开展的干预措施。

在国家基本公共卫生服务项目当中，健康教育是一项独立的服务内容，同时又是与其他服务项目内容相联系的重要内容。对社区居民开展健康教育是社区初级卫生保健的职能，也是满足居民对健康需求的必不可少的内容，通过开展健康教育，能够提高社区居民的健康知识水平及健康素养，提升其自我保健意识及自我保健能力，因此对于慢性病的防控也具有重要的意义。其服务对象是包括老年人在内的辖区全体居民，主要工作内容包括：针对辖区居民对健康知识的需求，采用多种形式开展健康教育活动，普及知识，改善居民的生活方式，提高健康水平；提高个体和群体对疾病预防和健康促进的责任感，促进个体和群体选择有益于健康的行为，为居民提供相应的行为示范及指导，帮助其提高自我保健能力；促进全社会关心社区卫生及居民健康，创建有益于健康的社区环境；加强社区行动，发掘和整合社区资源，动员和组织社区居民参与社区规划和各项活动，增强居民解决健康问题的能力。其中针对老年人群的主要健康教育内容有疾病预防、自我保健、康复训练、心理健康及生命教育。

基本公共卫生服务项目中的老年人健康管理是对全体老年人群开展的卫生保健项目，在采集老年人健康相关信息后，对其健康状况进行评估，然后针对性地开展健康指导，对健康评估中发现的高血压、糖尿病患者，将其同时纳入患者管理。老年人健康信息的采集内容包括对行为危险因素（吸烟、饮酒、饮食、锻炼等生活方式）的调查，并通过询问及体检相结合的方式收集老年人的健康信息，对老年人常见疾病、认知功能等进行粗筛，发现潜在及已经出现的健康问题，然后由社区医生对老年人进行健康状况评估，将参与健康管理的老年人分为四类：①存在慢性疾病或损伤的危险因素；②新发现的、需要县区级以上医疗机构进一步确诊的慢性病患者；③既往已经确诊高血压或糖尿病等慢性疾病患者；④评估无异常。根据不同的情况，社区医生采取不同的健康指导，对于存在慢性疾病或损伤的危险因素的老年居民，社区医生对其进行健康教育及危险因素干预，如对吸烟者和过量饮酒者协助其戒烟及控酒，对肥胖者协助其减重，对存在心血管、骨质疏松及跌倒的危险因素者帮助其进行危险因素干预；对新发现的、需要县区级以上医疗机构进一步确诊的慢性病患者，及时进行转诊，明确诊断；对既往已经确诊高血压或糖尿病等慢性疾病的患者，将其纳入相应的患者管理，并同时开展老年人的健康管理。所有参与健康管理的老年人，每年均接受一次全面的健康体检，并获得社区医生书面出具的健康指导意见。

国务院医改办、国家卫生计生委等七部门联合制定的《关于推进家庭医生签约服务的指导意见》当中提出，到 2020 年，力争将家庭医生签约服务扩大到全人群（2017 年家庭医生签约服务覆盖率达到 30% 以上，重点人群签约服务覆盖率达到 60% 以上），形成与居民长期稳定的契约服务关系，基本实现家庭医生签约服务制度的全覆盖。家庭医生责任制是通过契约化的形式，为家庭的每个成员提供连续、协调及具有可及性的综合医疗保健服务。目前社区的家庭医生团队是由社区临床医师、护士、公卫医师三类人员组成，对于行动不方便的老年人，可以进行上门健康指导或远程监测。

（二）老年人慢性病防控的高危人群策略

针对老年慢性病高危人群的干预，主要是开展三级预防，通过对影响慢性病的危险因素进行监测和干预，在人群当中进行患者筛查，早期发现病人，对患者进行规范化治疗和康复指导，从而减少患者并发症的发生，提高老年人的生命质量。

1. 一级预防

一级预防是对高危人群进行健康生活方式的健康教育与健康促进。经过国内外四十多年开展慢性病的社区综合干预经验得出：不论在发达国家还是发展中国家，改变健康的生活方式，对预防慢性病都具有潜在的巨大的公共卫生意义。基于社区的慢性病干预计划项目，最早也是最著名的就是 1972 年芬兰开展的北卡累利阿方案（简称芬兰北卡项目），紧随其后的是美国的斯坦福三区计划、五城市计划、明尼苏达心脏健康计划等多项研究，随后其余一些发达国家均逐渐开展了类似的防控项目，这些项目均是为心血管疾病临床高危人群提供降低危险因素的防控措施。

芬兰北卡项目实施 25 年后，男性吸烟者数量降低，居民饮食结构发生了变化，人群的血压水平及胆固醇水平得到了降低，心血管病、癌症等疾病的死亡率均有下降，在项目随访期的最后阶段，各种疾病死亡率的下降水平最大，并且这些生活方式干预计划潜在地改善了人群健康状况，而且其花费比临床治疗费用便宜得多，具有非常好的成本效益，产生了巨大的经济效益。自从1972年芬兰北卡项目开展以来，芬兰心血管疾病的社会花费逐渐下降，全芬兰35～64岁人群每年花费减少了6亿美元，65岁以上人群每年花费减少了1亿美元，而北卡累利阿地区减少的花费在全芬兰所占比例最大。

美国斯坦福三社区项目是在三个人口规模介于13000～15000之间的半农村社区开展干预，在其中的两个社区开展媒体宣传，其中之一增加针对部分高危人群的面对面个体咨询指导。经过两年多干预，对照社区心血管病风险有所增加，而干预社区风险持续下降，血清胆固醇及血压水平下降，吸烟率降低。

在五城市干预项目中，将两个城市作为干预城市，开展为期5年的低成本综合防治，通过"传播—行为改变"模式、社区组织原则和社会营销方法开展危险因素干预，将其他城市作为对照，经过30～64个月的干预后，与对照组相比，干预组血清胆固醇、血压、吸烟水平均降低。

国内1984年在天津开展的慢性病干预项目，是发展中国家为数不多的几个项目案例之一。项目在天津城区当中选定干预组和对照组，目标是减少全人群的食盐摄入量、降低男性吸烟率，经过3年的干预，不同社会经济背景群体的食盐量出现了下降，干预5年后，45～65岁人群的高血压及肥胖率下降。

以上的项目均证明，慢性病的危险因素与植根于社区的生活方式密切相关，尽管许多研究的最终直接效果低于预期水平，但是对这些项目进行长期随访后的结果表明，长期、持续、综合的干预措施具有非常大的潜力，开展行为生活方式的干预，对控制包括老年人在内的所有人群的慢性病发生均有显著的效果。

开展社区一级预防项目，大多数地区都是采用类实验设计，一个或多个社区为干预组，另外的一个或多个社区作为对照组，在干预组实施干预方案，尽可能地改变人群的行为危险因素水平。在许多项目当中，社区之间的比较不仅仅局限于干预社区与对照社区，在不同项目之间也进行了比较，例如美国三社区项目、五城市项目及明尼苏达项目、普塔基特项目之间的比较。在理想的情况下，干预社区应具有较大的地理面积，才能使得干预效果能够得以应用，选择的社区不能有特殊的有利资源或其他特殊的特征，否则项目经验推广到其他地区就会受到限制（例如芬兰北卡累利阿就属于芬兰社会经济及服务资源水平较低的地区，因此该模式在芬兰其他地区实施是可行的）。在实验设计时，对照社区必不可少，否则无法分离出观察到的结果是由于自然、社会因素改变而引起的还是干预措施所引起的，并且对照社区还应选择与干预社区相似的地区。此外，干预研究的时间期限确定也是非常重要的问题，研究时限过短，则可能无法让干预措施的效应产生，或是无法让干预措施对社区产生永久的变化，而研究时限过长，由于人口迁移、信息传递等，则易导致地区间的差异消失。研究目的不同，则研究的时限也不同，通常行为的改变短时间内可以检测到，而危险因素水平的变化稍晚，疾病发病率、患病率、死亡率的变化则需要相当长的时期后才能检测到。在项目的最终阶段，如何进行正确的效果评估是关键也是难点，若干预措施的强度较小，评估结果可能出现消极的或微弱的结果，而被评估为干预措施无效。

2. 二级预防

二级预防是对高危人群进行筛查，从而在早期发现病人。首诊测血压、健康体检、癌症筛查项目等都是针对高危人群开展二级预防的方法。

为了遏制我国慢性病快速上升的势头，保护和增进人民群众身体健康，促进经济社会可持续发展，国家15部委出台了《中国慢性病防治工作规划（2012—2015）》，其中就提出了"要加强慢性病高风险人群（血压、血糖、血脂偏高和吸烟、酗酒、肥胖、超重等）检出和管理""各级各类医疗机构对35岁以上人群实行首诊测血压制度""80%以上的乡镇卫生院开展血糖测定""30%以上的乡镇卫生院开展简易肺功能测定""政府机关、企业事业单位积极推行健康体检制度，将慢性病核心指标和口腔检查作为必查项目""有条件的机关、单位建立健康指标自助检测点，提供体格测量简易设备""开发癌症高发地区重点癌症筛查适宜技术，开展早期筛查和治疗""有条件的地区开展慢性阻塞性肺病和脑卒中高风险人群发现和干预工作"等各项政策措施。

我国癌症早诊早治工作从20世纪50年代末以来，就已经逐步开展，早期是在个别高发县进行试点，后来逐步推开，直至2006年作为中央补助地方项目，在全国各省及直辖市范围内广泛开展，筛查内容主要针对死亡率较高、筛查后早期治疗能取得明显效果的几种恶性肿瘤（胃癌、肝癌、肺癌、食管癌、大肠癌、子宫颈癌及乳腺癌）。2006年至2012年在全国范围内开展癌症早诊早治项目以来，全国项目点共筛出一百多万例高危个体、六千多例患者，早诊率达到77.9%，治疗率达到80.4%。对于癌症的筛查，通常分两阶段进行，即初筛和诊断性筛查，初筛采用简便的方法，高效率、低成本地将大批具有患病风险的高危人群寻找出来；诊断性筛查则通过一些具有较高的灵敏度及特异度的检查手段如内镜、影像学检查进一步筛查出可能的患者，最后通过病理检查，对患者进行确诊。经过初筛，高危人群可以集中10倍左右，极大提高了诊断性筛查的效率，并降低成本。可将经过诊断性筛查后的人群分为三类：阴性人群、随访人群和干预人群。阴性人群和随访人群是指需要定期观察的轻度癌前病变患者，干预人群是需要治疗的癌前病变和癌症患者。癌症筛查的目的不仅仅是发现早期阶段的癌症，更主要的是要发现癌前病变，对于一些可干预的癌前病变，及时采取措施可以阻断病变向癌症转变。

3. 三级预防

三级预防是对已经患慢性病的患者进行及时有效的治疗，促进其心理及躯体的康复，减少慢性病的并发症及致残，提高其生命质量，降低因患病引起的过早死亡，延长其寿命。

在慢性病患者管理上，国内的研究也做了许多探索，从最初的发达地区的患者管理试点，到目前覆盖全国范围的基本公共卫生服务患者管理。慢性病患者管理模式常见的有分级规范化管理模式、契约化管理模式、强化管理模式及患者自我管理模式等。各模式各有利弊，分级规范化管理模式对不同危险等级的患者采取不同的干预手段，比较有针对性，但患者的依从性难以保证；契约化管理模式由医师与患者签订管理契约，保证患者的依从性及管理的连续性，但对社区医生的人员数量又有一定要求；强化管理模式是在医生的指导下，由患者自己进行健康状况的自我监测，强化患者对自身疾病的关注，但对医生的专业素质要求较高；自我管理模式则是由患者组成活动小组，共同学习和交流控制疾病、改善健康的技巧和方法，但患者学习内容的来源及交流信息的可靠性受限。目前从国家层面比较倾向于推广的模式主要是综合了分级规范化管理与契约化管理特点的基本公共卫生服务患者管理及患者的自我管理。

在基本公共卫生服务慢性病患者管理当中，主要是针对原发性高血压、Ⅱ型糖尿病及严重精神障碍患者开展管理，老年患者同样也是享受该项服务的对象。

基本公共卫生服务的高血压患者管理主要针对的是辖区内35岁以上的原发性高血压患者，对纳入管理的患者进行定期随访，了解其血压状况及是否存在危急情况，评估症状，检查结果、生活方式及服药情况，根据评估结果分为控制满意、初次控制不满意、连续2次控制不满意。对于控制满意者按期随访；初次控制不满意者寻找原因,调整干预手段后间隔2周再次随访;连续2次控制不满意者建议其转诊,并主动随访转诊情况,对所有接受随访的高血压患者都进行针对性的生活方式指导,为患者每年提供一次全面的健康体检。糖尿病患者管理是针对辖区内35岁以上的Ⅱ型糖尿病居民,其管理模式与高血压患者相似,定期对患者进行随访,并评估其控制效果,然后采取相应的干预措施。此外,在社区还有严重精神障碍患者的健康管理,主要针对的是精神分裂症、偏执性精神病、双相障碍、分裂情感性障碍、癫痫所致精神障碍、精神发育迟滞六种类型的精神病患者,管理的主要目的是提高患者对治疗的依从性,降低病情复发的可能性,减少患者肇事肇祸率,促进患者的社会功能康复,降低患病给家庭和社会造成的负担,促进社会的和谐。社区医生管理的职责主要是对患者进行定期随访,检查患者的身体及精神状况,评估病情的稳定性,根据评估结果采取不同的干预措施。

患者自我管理是患者在应对慢性病过程中管理症状、治疗、生理和心理变化以及做出生活方式改变的能力。国外对自我管理的研究起步早,其主要的特点是以科学理论为指导,教育内容和形式具有系统性,注重患者之间的相互影响,鼓励患者亲自参与到自我管理教育中,发挥专业人员无法替代的作用。国外对慢性病的自我管理团体项目最有名的是美国斯坦福大学病人教育研究中心的Kate Lorig博士及其同事制定的"慢性病自我管理计划"(Chronic Disease Self-management Program,CDSMP),研究者依据自我效能理论(自我效能是指个体对执行某特定行为并达到预期结果的能力的自信心),由接受了正规系统培训的自我管理指导人员在社区为患者开展为期6周的系列课程,以提高患者的自我效能(患者管理疾病的自信心),促进患者自我管理。与对照组相比,进行自我管理的患者自我效能提高,健康行为和健康情况(例如残疾、疲劳、疼痛和抑郁)改善,6个月内住院次数和住院天数减少,随访1年和2年,患者在抑郁和自我效能方面表现出显著的改善,看病和看急诊次数减少,节省了医疗费用。在英国、中国等国家该计划都已被成功推广应用,重复试验得到类似的结果。

我国慢性病自我管理研究与国外相比,起步较晚,但很多研究者在借鉴国外经验的基础上,结合我国国情,制定了适合我国的自我管理计划,在慢性病人自我管理方面也开展了一些研究和实践。国内的自我管理教育在传统的疾病知识教育中加入了疾病管理技能训练,除心理健康指导外,更注重提高患者与他人沟通的技能、帮助解决疾病带来的各种问题以及提升寻求家庭社会支持的能力等。通过社区动员，招募自我管理小组组员，在自愿的基础上完成小组的组建，由组员及专业人员选举出小组长，专业人员负责对小组长进行培训，再由小组长具体负责管理自我管理小组；小组定期开展活动，每次活动都有相应的主题，集中解决几个普遍困扰组员的问题，在回顾上一个行动计划执行情况的同时制定新的行动计划。患者自我管理把以往医护人员集中开办讲座的被动方式，转变为专业人员集中授课、组长带领患者进行疾病管理技能训练、病友相互交流防病经验、患者相互教育的模式。患者自我管理的干预模式，为患者提供了获取健康信息的途径，大量的研究评估结果显示，患者自我管理模式对提高慢性病患者自我管理意识和自我保健能力都有值得肯定的效果。

### 三、应对老龄化对慢性病防控的冲击以及今后的发展方向

(一) 现阶段存在的问题

从20世纪90年代起，我国就提前进入了老龄化社会，成为全世界老年人口最多的国家，占全球老年人口总数量的五分之一，并且老年人口所占构成比还在持续上升。根据预测，到2030年，我国老年人口的的比例比2015年还将翻一倍，到2050年，60岁及以上人口所占比例将超过30%。中国的人口老龄化是由于持续快速降低的出生率及医疗及经济水平的进步引起的，因此我国将面临人口老龄化及人口总量过多的双重压力。我国人口的快速老龄化具有几个主要特征：未富先老、未备而老、孤独终老，这些特点同时也是应对老年人慢性病防控的主要问题。

发达国家进入老龄化社会时，人均国内生产总值都达到了5000美元以上，而我国进入老龄化社会时，人均国内生产总值刚超过1000美元。由于我国老龄化的提前到来，社会保障体系尚不健全，许多老年人没有养老保险及医疗保险，在社会经济尚不发达的情况下，数量庞大的老年慢性病人群，势必会对个人、家庭、社会带来巨大的影响。

此外，我国老龄化发展迅速，从政府到社会各界的认识及准备不足，导致养老保障制度缺位、养老服务体系发展滞后，养老服务市场供给缺口巨大，如何安置丧失自理能力的老年慢性病患者是一个严重的问题。

目前，由于社会发展迅速，人员流动加速，我国空巢老人比例高达49.7%，

老龄化与少子、空巢、残疾及无配偶相联系，必然有一大批老无所依、老无所养的孤寡老年人产生，尤其其中一些老年人罹患严重的慢性病，在缺乏社会关怀的情况下，将会产生面积广大的人道主义危机。

(二) 老龄化对慢性病防控影响的战略应对

1. 积极应对，化被动为主动

人口老龄化对于慢性病防控来说，是一个充满挑战的过程，但也有其积极的一面，需要坚持积极、主动、乐观的态度去进行应对。首先，人口老龄化对慢性病防控带来的挑战是无法化解的巨大压力，但另一方面也可以把这种压力转化为发展的内在动力。老年人慢性病防控的巨大需求，提示老年人慢性病防控的巨大发展空间，引起全社会关注老年人与慢性病，促进政府相关政策制定，刺激临床及公卫技术人员技术提高，老龄化的社会服务市场还能够创造更多的就业岗位、产生更多的商机，转变为经济发展的推动力。其次，需要转变对老年人的消极认识。老年人口并不完全是依赖性人口，把老年人当作负担及包袱的观点是不正确的，这种错误的观点不仅会扩大老龄化的负面作用，还不利于关爱老年人的社会氛围形成。老年群体的存在，必然会在社会中表现出该群体的影响力，这种影响力是好是坏，取决于社会如何对待老年群体。具有丰富的人生经验及一定知识储备的老年人是宝贵的财富，许多老年人还继续为家庭及社会做出直接或间接的贡献，因此老年群体可以继续为社会创造各种有形或无形的财富。在慢性病防控当中，以患者自我管理、健康教育为例，只要老年人参与社区活动，他们自己也就可以成为慢性病防控的一员，为家庭成员、为社区其他居民提供慢病防控信息及技术。重视老年人的价值及参与，让老年人"老有所为""老有所用"，也是积极应对老龄化对慢性病防控挑战的重要方法。

2. 提前应对，作好充分准备

成功的老龄化一定是有准备的老龄化，即将步入老年的中年人、家庭、社会及政府都需要对即将到来的重度老龄化及严峻的慢性病防控形势做好充分准备。

第一方面是需要做好思想意识上的准备工作。老龄化及慢性病都不可怕，可怕的是对此没有做好充分的准备。世界卫生组织提出的从"健康老龄化"到"积极老龄化"的理论，以及"健康、参与、保障"等著名的老龄化应对原则，都是我们可以参考的。先从思想上意识到老龄化是必然趋势，重度老龄化即将到来，意识到老年人慢性病的防控应对需要提前做好准备工作，从基础设施的准备，到服务体系的准备，再到医养结合的保障制度建设，都是需要我们提前做好的准备工作。

第二方面是做好个体健康上的准备工作。老年人慢性病的防控应不限于针对已经具有高危因素的老年人，而应当从全生命历程出发，将范围扩大到全人群，扩大到生命的不同阶段。健康生活方式的指导对象应扩展到包括婴幼儿、青少年、中老年人，尤其是青少年及即将步入老年的中年人，都应为即将到来的老年期做好健康上的准备。同时，还应当提倡注重生命质量的长寿，认识到健康寿命比寿命更重要，健康不仅仅是身体健康，还包括心理健康，中青年人应当为老龄化提前做好健康储备，积极应对老龄化的到来。

第三方面是做好传统文化上的准备工作。应倡导尊老、敬老的文化取向，将传统的孝道文化发扬光大，在传统血亲孝的基础上，发展仁道孝，引导社会全体尊敬老年人、爱护老年人，从而有利于构建老年人和谐的代际关系及代内关系，对老年人身心健康的维护具有有利的潜在影响。

第四方面是做好物质方面的准备。从政府到个人都应当做好充足的物质准备。政府层面应对的物质准备，包括防控慢性病的基础设施建设、慢性病防控工作经费的投入以及医疗保障体系的建设和投入。个人层面的物质准备，就需要即将成为老年人的年轻人具备一定的经济基础，为将来做好物质方面的储备。

3. 科学应对，顺势而为

在应对老龄化对慢性病防控带来的挑战时，应当科学应对，遵循社会及人口发展的内在规律、顺势而为。具体来说，是以老年人自立互助为原则，要提高老年人对慢性病防控的认识，让其了解行为危险因素对慢性病发病、预后的影响，促使其自愿采取健康的生活方式，自愿采取有利于健康的行为，主动接受有利于疾病康复的措施，自愿组成团体进行慢性病的自我管理。在老年人自立互助的基础上，还需要家庭的支持和帮助。家庭支持是以亲子关系为核心的代际和谐及以夫妻关系为核心的代内和谐的基础，良好的家庭支持能够提高老年人的幸福感。研究表明，心理—社会因素在原发性高血压、部分恶性肿瘤及精神疾病等多种慢性病的发生及发展过程中都起着重要的影响作用，因此建立良好的家庭支持及帮助是老年人应对慢性病的基础。此外，科学应对老龄化对慢性病防控带来的冲击，还应当以社区服务为依托，以国家的法律法规和政策制度为保障，顺势而为,构建老年友好的慢性病公共卫生政策体系及服务保障体系。

4. 全面应对,统筹规划

人口老龄化对全社会带来的影响广泛而深远,不仅仅对慢性病的防控产生直接冲击,更通过影响社会经济的其他方面,间接地对慢病防控产生影响,因此在应对老龄化与慢性病时,就应当从全面的视角,采取统筹的方法来进行。从应对的主体来看,不仅是疾病预防控制中心和医疗机构,更应当包括政府、社会各界及社区组织;从应对的对象来看,不应当仅局限于疾病本身,而更应当考虑与之相关的资源配置、服务体系建设及文化氛围营造等方面。只有在科学理论的指导下,采取正确的策略,凝聚各方面的力量,整合资源,才能真正应对好老龄化对慢性病防控带来的挑战。

在应对老龄化各方面的问题时,政府是最大的责任主体和决策主体,担负着基础设施建设、服务体系建设、文化伦理建设这三个最主要方面的责任。在老年人慢性病的防控当中,个人、家庭、单位、组织、社区和政府都是责任人,但政府是最重要的责任主体,承担了战略上应对老年人慢病防控工作的责任以及从制度保障及财政投入上保障老年人慢性病防控工作的顺利开展。在老年人慢性病防控服务体系建设当中,各级政府是政策的设计者和提供者,是将养老及老年人慢性病防控服务标准化、专业化、品质化、社会化、市场化的推动及引导者。政府还需负责监督医疗资源的统筹及合理布局,建设适合国情的老年人慢病防控服务体系。由于我国现阶段的经济发展水平还不能做到高福利、高供给,因此在对老年人的慢性病防控当中,选择性地提供基础性的服务,提高覆盖面、抓重点慢性病防控应是较为现实的目标。此外,政府还可引导社会资金进行老年人慢性病管理,提高服务品质。

单位、组织、社区、集体是老年人群体的另一个"家",直接面对着老年人的需求与服务,主要职责是帮助和关怀老年人,开展老年人慢性病的防控工作,因此还应充分利用单位、组织、社区、集体的作用,发挥群体中老年人的相互影响力,从而更加提高防控工作的效率。

(秦明芳、邵英)

## 第二节　老年人群口腔常见疾病防治及保健

中国将长期是世界上老龄人口最多的国家，走"健康老龄化"的道路，是一条适合中国人的健康之路。口腔健康直接影响老年人的全身健康状况与生活质量，口腔疾病可导致疼痛、咀嚼和吞咽困难以及语言障碍。这些口腔症状可能是系统性疾病的并发症，而口腔细菌感染也可引起身体其他部位乃至全身的并发症。可见口腔健康与全身健康息息相关，没有达到口腔健康的老年人不是真正健康的老年人。

老年人常见的口腔疾病主要有龋病、牙周病、由龋病和牙周病导致的失牙以及口腔黏膜病等。世界卫生组织把龋病列为心血管疾病和肿瘤之后的第三大非传染性疾病。牙周病是老年人最常见的口腔疾病之一，龋病和牙周病是造成老年人牙齿缺失的主要原因。在我国，中老年人牙齿缺失很普遍，"老掉牙"状况依然严重。全国 65~74 岁老年人有牙齿缺失的为 86.4%，10% 左右的老年人全口牙都已丧失。全口或半口无牙的老年人咀嚼功能丧失，面部皱纹增加，面型改变，对进食功能和美观影响很大。此外，修复治疗的情况也不容乐观，调查显示义齿修复率仅为 42.6%，其中尚有 24.2% 的义齿为不良修复体。老年人口腔组织的增龄性变化、生理功能的退化、免疫功能的降低和系统性疾病的增多，使得老年人易发生各种口腔黏膜病。第三次全国口腔健康流行病学调查报告中指出 65~74 岁老年人口腔黏膜异常检出率为 7965/10 万。由于口腔颌面部解剖结构复杂，与眼、中耳、颅底等重要器官或部位紧密毗邻，因此发生在该区域的病变波及范围广、治疗方法复杂、副作用大，严重影响机体的基本生理机能，造成外形缺损率高，从而引起严重的心理、交流和进食障碍，降低老年人的生活质量。

口腔疾病不仅影响器官发挥功能，也常影响全身健康状况。文献报道口腔病灶感染可能导致或诱发的疾病种类很多，主要有以下几种：（1）心血管疾病：口腔感染引起急性或急性感染性心内膜炎。牙周病是与全身健康有关的，最为明显和确定的例子，其致病菌为草绿色链球菌，由于存在风湿性及先天性心脏瓣膜病损或植入人工瓣膜，当出现暂时菌血症时可引发心内膜炎，据统计诱发的疾病中有 10%~35% 与拔牙手术、牙周洁治或牙源性感染有关。（2）关节炎：主要是风湿性关节炎和类风湿性关节炎，这些病例常可在血液中出现很多的抗溶血性链球菌抗体，有的病例在去除口腔病灶后可明显地缓解症状。（3）糖尿病：主要为Ⅰ型糖尿病，据报道，Ⅰ型糖尿病患者经过彻底的牙周治疗后，牙周情况明显好转，同时患者的胰岛素用量也减少，糖化血红蛋白水平下降；与其相应的是糖尿病患者往往牙周状况不佳，合并牙周炎等，血糖也不易控制；两者呈正相关性。（4）眼病：与口腔病灶感染相关的有虹膜炎、睫状体炎、脉络膜炎和球后脓肿等。据统计，虹膜炎中12%由于牙病引起，睫状体炎中也有10%由于牙病引起。（5）其他全身性疾病：口腔消化道上口也与呼吸道直接相通，口腔中的细菌，尤其是牙周袋内大量毒性较强的厌氧菌，都可以直接进入呼吸道或消化道。在全身抵抗力下降时诱发深部器官的疾病，如幽门螺旋杆菌是慢性胃炎、胃溃疡的病原菌，牙菌斑是该菌的贮存库，严格的牙周治疗后牙菌斑中的幽门螺旋杆菌大大减少，胃中幽门螺旋杆菌根治率也提高。因此，从预防的观点来看，所有牙病都应予以治疗，并不在于其是否已成为病灶。此外，由于缺牙导致面貌的改变以及由于美观问题导致的面容改变也会给老年人带来一些社会心理问题。反复发作的口腔黏膜病不仅使老年人进食困难，营养不良，长期服药也会加重老年人肝肾功能的负担，影响全身疾病的治疗。

## 一、老年人的龋病及防治

龋齿，人们常称之为"虫牙"，实际上是一种多种病因共同作用引起的牙齿硬组织感染性疾病，表现为无机质的脱矿和有机质的分解，牙本质及牙骨质均可罹患此病。大量研究表明，牙齿表面遭受各种酸蚀刺激（如糖酵解产酸）导致脱矿，无机物流失，有机物暴露，口腔中细菌等致病微生物分解牙齿有机质，造成牙质破坏，逐渐形成龋洞，最终发生龋齿。

（一）老年人龋病的特点

龋病的致病因素较多，包括细菌、食物、机体和牙齿状况加上时间因素，致病机制较为复杂，是各种原因共同作用的结果。

老年人牙齿丧失一般比较多，口腔内多有活动性义齿，由于牙颈部釉牙骨质界组织结构薄弱，活动义齿与基牙之间食物易嵌塞，局部不易清洗，而使基牙容易发生龋病。龋病范围广而表浅，大多数发生在卡环游离端所在的牙间隙以及卡环所环抱的基牙颈部和支托窝。

老年人如患有全身性疾病，如脑血栓、脑梗死后遗症以及老年性痴呆症，由于其在日常生活中自理能力下降，对口腔卫生的自我保健能力相应降低，常常不能自己完成刷牙，即便完成其刷牙的质量也会下降，使附着于牙面的菌斑不能被去除，造成牙齿的龋损。

老年人的龋齿一般以根面龋为主，这是因为随着年龄的增长，老年人磨牙合面磨损，牙尖和窝洞逐渐消失，使合面成为一个光滑面，食物不易留存，菌斑不易形成，发酵产酸的可能性降低；但其釉质表面氟含量逐年慢慢增加，抗酸能力加强使老年人合面龋减少，而逐渐发展为以根面龋为主的龋齿。

根面龋是指发生在釉质与牙骨质交界牙根部的龋坏。老年人由于牙龈萎缩，牙根暴露于口腔环境，口腔唾液减少，自洁作用减弱，根面易发生龋坏。根面龋是老年人的口腔常见病和多发病之一。

根面龋发病率随着年龄的增大而增高。牙槽骨吸收、牙龈萎缩导致菌斑附着于牙根面，特殊的细菌及牙根部的特殊结构与根面龋的形成密切相关。

老年人随着年龄的增长，牙槽骨逐渐吸收，牙龈随之萎缩或形成牙周袋，根面暴露，使食物滞留，菌斑附着增加。根面龋病变过程从牙骨质或直接从牙本质表面开始，这两种牙体组织的有机成分多于釉质，比釉质更易受到机械和化学刺激损伤而发生龋坏。基于这一原因，引起根面龋的菌群也有别于产生釉质龋的菌群。放线菌是在龈下菌斑和根面龋的牙菌斑中最常分离到的微生物。放线菌能发酵葡萄糖产酸，主要产生乳酸，在动物实验中可造成根面龋和牙周组织破坏。成年人牙菌斑中黏性放线菌的比例较高，牙面彻底清洁后，黏性放线菌是在牙面上最早定居的菌群之一，黏性放线菌促进变形链球菌定植于根面，对根面菌斑形成及根面龋的发生可能有重要的协同作用。

有专家报道，成人静态唾液流率随着年龄增长呈下降趋势，而唾液流速及冲洗能力下降导致口腔自洁作用减弱，抗龋能力下降，也加剧根面龋的形成。老年人唾液腺萎缩，唾液量减少，质也发生变化，因此，冲洗牙菌斑的能力减低也是容易形成龋齿的一个危险因素。此外，吃甜食的习惯与刷牙方法不当等也影响根面龋的发生。吃完甜食后如不及时清洁口腔卫生，造成食物在牙面滞留，形成菌斑，细菌产酸，使口腔长时间处于酸性环境，易形成龋坏。长期横向刷牙的习惯会造成牙颈部楔状缺损，使该牙的牙骨质保护作用减弱，甚至牙本质暴露，抗龋能力减弱。造成根面龋的另外一个因素是多数老年人戴义齿，临床上发现戴义齿的患者有根面龋的较多。因为义齿与健康牙齿之间有空隙，容易存留食物，不易清洁，增加菌斑在牙面上的附着，增加龋齿、龈炎、牙周炎的患病机会并形成根面龋。有时范围广泛表浅，龋坏可扩展环绕牙齿一周，特称之为环状龋。

进入中老年时期后，由于牙龈退缩，牙根暴露，加之个人口腔卫生较差，根面上牙菌斑堆积，易引起根面龋。此时患龋率快速上升，60岁以后老年人患根面龋情况较为严重，是继牙周病之后造成老年人失牙的又一重要原因。第三次全国口腔健康流行病学调查显示，我国老年人龋病患病率高达98.4%，65~74岁老年人中根龋患病率为63.6%，根面龋患病率明显高于牙冠龋，平均每个老年人中有2.74颗根面龋龋齿；城市低于农村，男性低于女性，东部地区最低；所患根面龋中，98.1%的龋齿未行治疗，仅1.9%的龋齿行充填治疗。

（二）老年人龋病的临床表现

根面龋多发于老年人的下颌磨牙，以及前磨牙的近中及远中面，老年人牙列稀疏，使近远中面成为食物滞留和菌斑形成的好发部位，又由于根面龋发生部位较隐蔽，并非所有暴露的牙根面都可用肉眼看到，龈下暴露的牙根面可占10%~20%，而牙齿邻面的暴露牙根面通常只有通过X线才能诊断。根面龋有时局限于牙根面，有时包括根面和邻面，导致诊断困难，常发展为牙髓炎、根尖周炎时才就诊。

根部浅龋仅位于牙骨质层，也有一开始就位于牙本质者。患者一般无明显自觉症状，早期浅龋一般呈白垩色点或斑，随着时间延长和龋损继续发展，可变为黄褐色或褐色斑点，常环绕牙颈部扩张。探针检查时有粗糙感，遇冷热可有激发性疼痛，患者常不敏感。早期诊断疑为浅龋时，以一种染料涂布牙面，让其浸透2~3分钟，后用清水洗净，紫外线照射局部，龋损部位发出荧光有助于早期诊断。最常使用的常规检查方法是做X线片检查，有利于发现隐蔽部位的龋损。

当龋病进展到牙本质时为"中龋"。由于牙本质中所含无机物少、有机物多，牙本质小管又利于细菌入侵，因此，龋病进展快，易形成龋洞。中龋时病变位于牙本质浅层。牙本质因脱矿和有机质溶解而软化，随色素侵入呈黄褐色或深褐色。中龋时患者对酸甜饮食敏感，过冷过热饮食也能刺激产生酸痛感觉，冷刺激尤为显著，但刺激去除后症状立即消失。龋洞中除有病变的牙本质外，还有食物残渣、细菌等。颈部牙本质龋的症状较为明显，因该部位距牙髓较近。中龋时牙髓组织受到激惹，可产生修复性牙本质，在一定程度上阻碍病变发展。

当发展为深龋时，龋损侵及牙本质深层，可见深龋洞。常有食物嵌入洞中，食物压迫使牙髓内部牙压力增加，产生疼痛。遇冷热和化学刺激时，产生的疼痛较中龋时更为剧烈，激发痛加重，尤其对冷刺激敏感。探针检查时易于探查到，患者出现敏感甚至疼痛感。

（三）根面龋的治疗

老年人龋病，在治疗范围、治疗原则以及治疗方法上，与年轻人基本相同，没有太大区别。只是在诊治过程中要根据老年人的特点更加耐心细致，注意发挥老人的最大心理效应；操作中注意老年人牙齿有增龄性变化，因而要掌握器械的深度和方向，用力恰当，动作准确。在治疗的同时要了解老年人全身健康状况，治疗时间不要太长。

对于早期浅龋可清洁牙面，暴露病变部位后，涂布氟化物或硝酸银处理龋损；也可含漱或局部应用再矿化液。早期龋损部位呈疏松多孔状态，局部摄取氟较健康组织多。在早期龋损部位定期用氟化物处理，可使脱矿部位沉积氟化物，促进再矿化，从而使龋病病变停止。

在龋病发展过程中，一旦造成牙体组织的实质性缺损，就不能自行恢复其原来的形态。根龋由于面积大而浅，又多位于牙颈部，牙体制备时不易形成洞形，治疗相对困难。有学者主张对老年人龋病先要诊断正确，区别活动性龋和非活动性龋。老年人的龋有很多是静止的，可不处理，广泛的根面龋采用充填术容易失败。近年来，国内一些学者报道，应用传统的方法制备洞形，如用银汞等材料充填，效果不理想，因为银汞合金是良导体，黏结性能差，对固位条件要求高，充填易脱落及牙本质过敏发生率高，疗效不尽如人意。光固化复合树脂易刺激牙髓，加之操作上复杂，要求隔湿，干燥的条件较高，对后牙尤其不易操作。应用非创伤充填技术治疗老年牙根面龋有很大的优点，以最少的牙体损伤保存完好的牙体组织，更多地保留牙体组织和对牙髓的保护，操作方便，患者容易接受。而且应用的新型高强度玻璃离子充填材料，其凝固收缩小，生物相容性好，无毒，对牙髓刺激性小，又有缓慢释放氟等功能，具有良好的边缘封闭作用，可以大大提高填充治疗的成功率，在临床上收到了满意的效果。

（四）根面龋的预防

预防根面龋的途径主要在于如何减少根面龋发生的危险因素。由于根面龋主要是牙周组织退缩，牙根部菌斑聚集引起，针对这两个方面，首先要做的就是消灭菌斑，即减少或消除菌斑对牙骨质的刺激，其次要维护牙周组织的健康。

使用含氟牙膏，保健牙刷，用正确的方式早晚刷牙。刷牙是最普遍的口腔清洁手段，也是通过牙刷为牙面提供局部用氟的载体。选用含氟牙膏，有助于牙骨质氟化钙的沉积，增强牙齿表面的矿化程度或促进再矿化，提高牙齿的抗龋率，预防根面龋。

饭后漱口，有条件者可使用漱口液漱口。每餐之后用清水漱口是一种好习惯，漱口可利用水在口内流动的冲击力去除滞留的食物残渣，能暂时减少口腔微生物的数量，使口腔保持清新。也可用漱口液漱口，常用的漱口液含氯己定成分，可以减少唾液中能吸附到牙面上的细菌数，抑制菌斑形成，阻碍唾液细菌对牙面的吸附，抑制细菌的聚集，能有效控制菌斑，预防龋病和牙周病。但漱口液不能代替刷牙，因为漱口不能去除已经形成的牙菌斑。

此外，应适当控制各种甜食的摄入频率，多吃新鲜蔬菜和水果，安排合理膳食，保证微量元素的摄取，增加牙齿抗龋能力。糖和甜食，如糖果、蜜饯、果汁和饮料，并不提供什么热量，这些食物中糖的厌氧代谢，会使牙菌斑细菌产生有机酸导致牙体组织脱矿而发生龋病。甜食的摄入频率对龋病的发生有一定的影响，因此，两餐之间和睡前尽量不吃含糖的食物，含糖食品的消耗频率应限制在最多每天4次。多吃新鲜的蔬菜和水果，这类食物含有丰富的维生素、矿物质和膳食纤维。蔬菜水果的种类繁多，营养成分不尽相同，对维持牙龈和牙周组织的健康必不可少。粗细食物搭配，充分咀嚼粗糙及纤维含量高的食物，既能刺激唾液分泌帮助消化，又能按摩牙龈，达到清洁牙面及口腔的作用，增强牙体和牙周组织健康。老年人的膳食既要全面，又要合理，保证微量元素的摄取，提高牙面抗龋能力。

## 二、老年牙周疾病的防治

（一）牙周病的发病特点及流行状况

牙周病是口腔科两大常见病、多发病之一。牙周病一般是指牙齿周围支持组织各种疾病的统称，而不是独立的一种疾病，也就是说泛指牙周支持组织的疾病，它包括多个疾病，是一类疾病的总称。

牙齿周围的支持组织包括牙龈、牙周膜、牙槽骨等，凡是这三个组织中的任何一部分有病，都是牙周疾病。大家平日都把临床上所表现的牙龈肿胀、疼痛、化脓、牙齿松动、咀嚼疾病等称为牙周病，其实这仅为牙周疾病中的一部分。日常生活中常见的牙龈出血，多数是由牙龈发炎引起的，或者说仅是牙周疾病的初级阶段。牙龈炎如不及时治疗往往会引起牙周膜发炎，甚至牙槽骨也发生炎症。还有一类牙周疾病与全身因素有较密切关系，称为牙周变性。这种疾病开始时常没有牙龈肿痛，患者自己感觉不到的牙周膜纤维结缔组织被破坏，牙槽骨被吸收。这时患者的牙床表面看上去是好的，但牙齿已经松动，咬东西无力，到后期有了继发感染才有牙龈牙周肿痛。因此，绝不能忽视一些轻微的症状而使病情发展。

牙周病的致病菌目前为止尚未完全确定，但发病因素基本为局部的和全身的两方面，局部因素又包括局部刺激因素和咬合力不平衡两类，而刺激因素中以细菌感染为主，现已培养出多种与各类牙周炎有密切关系的细菌。细菌主要来源于菌斑。牙石、牙列不齐、食物嵌塞都为导致牙龈炎的重要因素。至于全身因素，则与内分泌失调、营养代谢异常、遗传因素、糖尿病、结缔组织病等有关。了解这些致病因素有利于从局部和全身因素两方面着手，全面预防和及早治疗牙周疾病。

流行病学调查结果显示，我国老年人牙周疾病患病率在80%以上。牙周病患病率与年龄有直接关系，随年龄增长而增高。儿童自5~6岁起即可能患牙龈炎，至青春期（12~14岁）达到高峰，以后略有下降，但仍维持在相当高的水平，直到老年。性别之间的差异，多数是男性多于女性。此外，一般情况下，城市居民的牙健康状况好于农村，牙周病在不同民族间也有差异。口腔卫生的好坏与牙周健康有直接关系。口腔卫生好，通常是菌斑清除得彻底，牙龈炎、牙周病的患病率就低。

（二）牙菌斑及其危害

牙菌斑是在牙齿表面紧密附着的膜状物，主要由唾液中的蛋白成分、细菌、食物残渣及口腔黏膜脱落的上皮细胞等构成。菌斑在牙颈部的积累能引起龈炎发生，部分患者可能在以后发展成牙周炎。人类牙周病是由菌斑中的多种因素引起的，细菌及其产生的毒素是龈炎和牙周炎的主要病因。菌斑中细菌及其产物可通过直接和间接途径破坏牙周组织。

1. 细菌及其毒性产物对牙周组织的直接损害

细菌在代谢过程中可产生种各样能破坏宿主组织的水解酶。现已证明，与人类牙周病关系密切的酶，如葡萄球菌和链球菌所产生的透明质酸酶，存在于炎症的牙龈组织中，直接作用于人的牙龈上皮细胞间隙中的酸性黏多糖甚至结缔组织基质，使上皮屏障出现缺口，为其他细菌产物进入组织创造条件。目前认为与牙周病的发生发展关系密切相关的病菌有：产黑色素类杆菌、嗜二氧化碳杆菌和放线共生放线杆菌。它们能产生胶原酶、蛋白酶、氨基肽酶、白细胞毒素等，直接破坏牙周组织和牙槽骨。

2. 细菌及其产物对牙周组织的间接损害

龈沟液中含有各种球蛋白、酶、补体和白细胞。龈沟液中的免疫球蛋白可中和细菌及其产物。白细胞出现在牙齿表面和龈沟上皮之间，构成一道防止或控制菌斑扩展的保护性屏障。龈沟液中的成分可成为革兰阴性杆菌和螺旋体的重要营养来源，而龈炎和牙周炎的发生和发展与这些细菌在数量上的增加和毒力上的改变有关。有资料表明，严重牙周病患者，其牙周结缔组织中存在着细菌，这些细菌及其产生的抗原性物质可激发机体的免疫应答，造成生理紊乱、组织损害等不良后果，其中最重要的抗原性物质是细菌细胞壁的内毒素。目前报道的口腔菌群中能产生内毒素的细菌有奋森螺旋体、口腔螺旋体、小牙密螺旋体、梭形杆菌属、产黑色素类杆菌、韦荣菌属、嗜二氧化碳杆菌和放线共生放线杆菌等。现在普遍认为牙周病是菌斑微生物及其产物与宿主免疫系统之间的反应过程。机体对外来物质的免疫应答，目的是抗击和消除这些外来物质，但在这过程中往往伴有炎症发生，其结局又往往造成组织损伤。

菌斑与龋病的关系表现在菌斑是致龋菌赖以生存和发挥致龋作用的一个复杂生态环境，而与龋病关系最密切的是 pH 的变化。文献报道，菌斑中含有三种类型的细菌：产酸菌、产碱菌和可将强酸（如乳酸）转化分解为较弱的酸（如醋酸和丙酸）的细菌。一般来说，菌斑中所含产酸菌和糖类较多，滞留时间越长，或进食糖类越多，浓度越大，产酸能力也越强，尤其是可溶性糖类，如蔗糖、葡萄糖，其作用时间短而酸浓度高，易造成牙质脱矿，发生龋病倾向。另外，菌斑中产碱菌或使乳酸分解，转化细菌越多，环境中糖类越少，或进食频率低、数量少，而唾液中所含升 pH 因子又较多，则菌斑的酸性也越低，不易发生龋病。

（三）牙石的形成及危害

牙石是指附着在牙齿与牙龈之间的钙化的黄色或黄褐色的沉积物，多存于不易刷到的牙面和唾液腺开口附近的牙面，如下前牙的舌面和上颌磨牙的颊面。许多人的牙石下方的牙龈发生炎症充血，临床上患者诉述牙床易出血，牙龈疼痛不适，甚至糜烂、化脓。牙石较硬，自己不易剔掉，但有时也可能自行部分脱落。

牙石是由于菌斑矿物化而形成的。牙菌斑矿物化的机制，主要是由于唾液中的可溶性酸式碳酸钙和磷酸钙因张力作用，使 $CO_2$ 逸出，pH 值升高，从而形成不溶性的磷酸钙和碳酸钙沉积在牙面。

另外，牙石形成还与唾液中含有某种胶性蛋白使磷酸钙离子形成过饱和状态有关。一旦唾液滞留时，胶样物溢出，过饱和状态不再保持，使磷酸钙、碳酸钙等沉积下来。还有当某种原因使磷酸酯酶含量增加并发生炎症或外伤时，引起唾液中磷酸盐沉积。牙垢中细菌将唾液中的尿素分解为氨，使牙垢周围碱化，矿物盐易沉积而形成牙石；而菌斑中的某些细菌也能构成有机的支架，吸附钙盐沉积于牙面，形成牙石。总之，牙石的成因较为复杂，上述也只是某些方面的研究成果。但有一点是公认的，即牙石是由于菌斑和食物残渣及脱落上皮等钙化而成的，因此，要防止牙石产生，首先要预防菌斑形成。防止牙菌斑形成最常用、最有效的方法是正确有效的刷牙，保持口腔卫生。牙石因饮茶、吸烟、食物、药物及血液的色素附着，多呈棕色或黑色。牙龈受牙石的刺激，易引起出血。牙石一旦形成，仅用刷牙方法是不易清除的，应采用医院洁治术（洗牙）。洁治之后，应经常保持口腔卫生，定期复查，以观察结石的再形成。对牙石千万不要以针等硬器来剔除，以免损伤牙龈和口腔黏膜等组织。

牙石是钙化的菌斑。牙菌斑经过 2~3 天后，有一部分钙化而形成牙石。牙石按附着部位分为龈上牙石和龈下牙石，主要由唾液中的矿物质沉积于菌斑而形成。龈上牙石位于龈缘以上，肉眼可直接看到呈淡黄色或乳白色，可因烟、茶、食物、药物、产色菌及其代谢产物等染色而呈深色。龈上牙石一般沉积较快、量多、体积较大，早期较松脆，随着沉积时间加长而逐渐变硬，与牙面的附着较龈下牙石松，易于去除。龈上牙石可遍布于口腔卫生不良者的全部牙面上，牙颈部较多，但多沉积于不易刷到、缺乏自洁作用或长期不用的牙面上。龈下牙石一般位于龈缘以下，龈袋或牙周袋根面上。一般与龈上牙石相连续。可用探针探查，测知其沉积量和沉积部位。龈下牙石呈褐色或黑色，与牙面附着牢固，不易去除。牙石在口腔内是有害的，致伤因子是结石表面的菌斑细菌及其毒素产物。牙石对牙周组织的危害，主要是它构成菌斑附着滋生的良好部位。大量牙石的存在可以妨碍口腔卫生措施的实施，从而加速菌斑的形成。牙石的多孔结构又能吸附更多的细菌毒素，对软组织造成刺激。因此，彻底去除牙石同控制菌斑一样，对牙周病预防和治疗有重要意义。

（四）牙龈炎的原因及防治

牙龈炎是牙龈炎症性疾病。由于牙龈属于牙周组织的一部分，故牙龈炎是牙周疾病的一种，属牙周疾病的初级阶段，防治牙龈炎具有重要意义。

牙龈炎现可分为几种类型，最常见的是龈缘炎，病变发生在游离龈边缘和龈乳头，症状较轻。发病原因首先主要是菌斑的侵害，细菌直接侵入牙龈引起炎症，并通过代谢产物、毒素等引起机体的反应。其次为牙石、食物嵌塞以及一切刺激牙龈缘的因素，如不良修复体、牙列不齐、不良咬合等引起龈缘发炎，这种龈炎的治疗只要去除引起炎症的因素，如刷牙减少菌斑的形成，去除牙石，消除一切不良的局部刺激即可。肥大性龈炎是由于牙龈的长期慢性炎症刺激、增生所致，炎症较龈缘炎广泛。

至于剥脱性龈炎，则是与内分泌有关的牙龈黏膜上皮的病变。近年的研究认为其与口腔黏膜扁平苔藓有密切关系，已属口腔黏膜疾病，而不属于龈炎的范畴了。

（五）牙周炎的治疗和预防

1. 治疗

（1）消除病因、去除牙石、控制菌斑。

①采用洁治术（洗牙）去除龈上牙石。

②采用龈下刮治术去除龈下牙石及病变的牙骨质。

③控制菌斑是阻止牙周病发展的一个首要方法。

④对不良修复体及充填物悬突应及时去除。

(2) 消除牙周炎症。

①洁治后要进行牙周袋内冲洗，用3%的过氧化氢液或0.2%的氯己定液冲洗，牙周袋内涂复方碘液，也可放置抗生素制剂，它可较长时间存在于牙周袋内，达到消炎的目的。

②当磨牙的牙周袋达到根分叉处时，可行牙周袋切除术。

③在进行洁治术及刮治术后，牙周炎症仍不能控制，有较深的牙周袋，牙石不易彻底清除者，可进行牙周翻瓣手术治疗。

④合并有系统性疾病如糖尿病、贫血、神经衰弱、消化道疾病等或重度牙周为洁治后炎症仍不能完全控制者，可用抗生素，以控制感染或预防并发症。

(3) 消除创伤、固定松动牙齿。

①消除早接触点，去除创伤。

②尽量恢复牙齿的外形，磨除过陡的牙尖，调磨时应按照牙齿的球面外形，可以减少颊舌径；磨除过高的边缘，增加外展隙，尽量消除面接触，恢复点状接触。

③当牙齿松动且邻牙尚好时，可以采用松动牙固定术，将患牙与邻牙连接在一起，使牙受力得以分散。

(4) 拔除不能保留的牙齿。

对于确无保留价值的患牙应拔除，这样可以避免牙周炎症继续发展。

(5) 修复治疗。

老年人的修复计划，应该在牙周炎治疗初期就制定，要根据患者的具体情况全面计划。

(6) 疗效的维护。

牙周病治疗后，应每半年做一次检查，必要时每3个月做一次维持治疗，以预防牙周病复发。

2. 预防

(1) 搞好个人口腔卫生。

口腔卫生与口腔疾病的发生有很大关系，特别是与牙周病和龋病的关系密切。口腔卫生目前存在的主要问题有以下两点：一是口腔卫生知识普及不够；二是常见口腔卫生方法应用不正确。常见保持口腔卫生的方法有刷牙、漱口、牙签和牙线的应用、牙龈按摩、牙石刮除、叩齿等。

(2) 戒烟。

(3) 去除其他有关因素。

①局部因素。食物嵌塞、创伤性咬合、不良修复体、牙畸形等与牙周疾病的发生和发展密切相关,去除这些不良因素,是预防牙周疾病的主要措施。

②全身因素。全身因素可影响到牙周组织的健康,提倡合理的营养,对促进牙周组织正常代谢和生理修复是十分必要的。

### 三、老年人年常见黏膜疾病及防治

口腔黏膜病是指发生在口腔黏膜及软组织上的类型各异、种类众多的疾病总称。老年是口腔黏膜疾病高发的时期,老年人应该关注口腔黏膜变化,发现口腔内有两周以上没有愈合的溃疡,口腔黏膜有硬结、白色或红色斑块等不适症状要及时就医。如果有抽烟喝酒等不良嗜好或口腔黏膜长期受到不良刺激,一旦出现疾病症状要及时就诊,做到早发现、早诊断、早治疗。

(一) 口腔溃疡

有些老年人由于机体应激反应能力差或缺乏维生素等原因,经常有溃疡形成。最常见的是复发性口腔溃疡。口腔溃疡是口腔黏膜病中最常见的疾病,反复发作但又有自限性,局部表现为孤立的、圆形或者椭圆形溃疡。流行病学调查显示在60岁以上的老年人群中,口腔溃疡患病高达25%~30%。溃疡不仅会影响老年人的饮食和消化,严重者还会影响全身营养吸收。

根据口腔溃疡病理特征和预后,大致可分为良性和恶性两大类。

良性口腔溃疡的典型症状是发作时,溃疡边缘充血,表面有黄白色假膜,中央凹陷,伴有明显的疼痛感,影响语言和进食。恶性口腔溃疡的特点则为溃疡常常单发,病程较长、面积较大、凹陷较深、疼痛不显、边界不清、周界不圆、基底不软、表面不红。患者还可伴有颈部淋巴结肿大、发硬和粘连。

口腔溃疡是一种多因素造成的疾病,对其应采用综合性治疗。一方面增加或调节免疫功能。另一方面要补充各种维生素和氨基酸等,同时再给予适量的抗病毒药物治疗,外加局部药物的辅助治疗。需要指出的是,对于轻症的良性溃疡,偶尔发作时,可局部用西瓜霜、锡类散等,不建议全身使用抗生素;症状严重时,应及时就诊,通常需要使用肾上腺皮质激素加以控制。虽然此类溃疡不能完全根治，但治疗可以降低其发作频率，改善症状。此类溃疡无论发作严重与否，均不会癌变。但要注意，老年人口腔溃疡若有创伤源长期存在，如残根残冠、不良义齿等也可能引起恶性溃疡。但是，这种溃疡拔除残根、残冠以后，消除了局部刺激因素，很快就会痊愈。

同时还要注意老年人的慢性疾病，如血液病、糖尿病、自身免疫性疾病等也会诱发溃疡，在慢性病得到有效控制之前，这种口腔溃疡症状往往很难改善。所以，对这类口腔溃疡，最紧要的是全身性疾病的治疗。

（二）口腔黏膜白斑

口腔黏膜白斑为口腔黏膜发生过度角化形成灰白色或乳白色斑为特征的常见病。多发生于中老年人，是口腔癌前病变之一，共癌变率约为5%。50～70岁老人的口腔白斑最易癌变。口腔白斑好发于唇、颊、舌、腭等黏膜上。白斑初起时呈乳白色斑块，表面光滑，平或稍高出正常黏膜；以后可逐渐扩大变厚，表面粗糙，界限清楚，有的呈皱纸或格子状，可有破溃、出血、糜烂，这时有癌变的危险。老年人患口腔白斑不易发现，除偶有口干、局部粗糙感，遇到辛辣刺激性食物时略感疼痛外，没有明显的症状。

对于口腔白斑患者来讲，主要就是及早治疗、及早预防，避免癌变的发生。

（三）口干症

临床中，主诉口腔干燥的患者随年龄增长而增加，约有40%的老年人会感觉到不同程度的口腔干燥。一般认为口干症由老化引起，因为与青年人相比，老年人总蛋白量减少；蛋白质及电解质发生质的改变；pH值及缓冲能力下降。也有研究提出老年人唾液减少并非由老化本身造成，而是由与老化相关联的用药及疾病引起，即口干症是由医源性及疾病两种因素引起的。

抗胆碱能活性药物及拟副交感神经药物是造成口干症的主要病因。接受过头颈部放疗的患者常会继发严重的唾液腺功能低下。唾液腺组织的破坏程度取决于放疗的剂量。唾液腺功能低下一般在停止放疗一段时间后才会表现出来，而且多是永久性的。造成口干症的疾病一般包括舍格伦综合征、结节病及糖尿病等。原发舍格伦综合征一般同时出现口干眼干，多伴有系统性外分泌腺功能下降，并可检出自身抗体。

如果口干症、眼睛干燥及多种结缔组织病（多为类风湿关节炎）三种症状三联同时出现则为继发性舍格伦综合征。

对老年人来说，口干症可造成义齿固位不良及咀嚼吞咽困难，增加发生龋齿及感染的机会，口腔黏膜变得脆弱，对化学刺激更加敏感，易发生逆行性唾液腺炎及口腔念珠菌病菌，有时还会发生特征性沟纹舌，此时舌黏膜通常干燥。此外，还有一些老年人主诉口干，但临床检查及询问病史都没有相应的病因，这种情况可能与精神压抑有关。

(四) 与义齿有关的口腔黏膜病损

1. 义齿性口炎

义齿性口炎是发生在义齿下黏膜处的程度不一的炎性病损，临床上多表现为一种无症状感染，有时也可伴有口腔黏膜疼痛。60%以上的义齿性口炎发生在老年人中。义齿性口炎通常在上颌发生，位于义齿承托区的病变黏膜呈现鲜红色天鹅绒状外观，与周围正常黏膜形成鲜明对比。义齿性口炎多半与念珠菌感染有关，是一种慢性萎缩性念珠病。

一般认为义齿性口炎是与不良修复体造成的创伤及维生素 B 缺乏、缺铁性贫血等有关。临床上使用抗菌药物治疗后，义齿性口炎的症状可明显缓解，所以念珠菌感染及因慢性创伤等因素对微生物抵抗力降低的口腔黏膜是本病的主要发病原因。此外，HIV 阳性者即使不使用义齿也可患慢性萎缩性念珠菌病。治疗主要是控制真菌感染，包括用含抗真菌药物的液体浸泡义齿以及局部或全身应用抗真菌药物。

2. 与义齿相关的口角炎

口角炎的发病与许多因素有关，主要涉及口角的病损，多数病变与真菌感染有关，而且对抗真菌药物治疗反应明显。80%的口角炎与义齿性口炎并存，在有自然牙列的人群中，极少患口角炎。其他可能的病因为营养不良、糖尿病、艾滋病等。临床上口角炎多见于双侧口角深陷，颊部皮肤松弛者及口角处有持续唾液浸润的老年人。治疗口角炎应先治疗义齿性口炎，局部也可涂用抗真菌药物，同时也可进行相应的矫形修复。

3. 义齿刺激性软组织增生

临床表现为前庭沟口腔黏膜的增生及皱褶。这种增生多由长期佩戴不良修复体造成，这些不良修复体常有过长基托翼缘或锐利的边缘。不良修复体刺激可造成黏膜溃疡，久而久之则形成黏膜纤维组织增生。虽然调磨义齿翼缘等措施可马上缓解症状，但由此引起的义齿固位不良有可能造成新的、更大的损伤。应用暂时性软衬材料对义齿组织面加衬是解决这一问题的较好选择。

### 四、老年人的缺牙修复

（一）缺牙的原因及早期预防

造成牙列缺失的原因可分为先天因素和后天因素两大类。

1. 先天因素

先天性个别牙缺失，多见于下切牙、上侧切牙、尖牙及第三磨牙。先天性多数牙缺失也偶尔可见。先天因素发生在胚胎时期。

2. 后天因素

（1）龋病：患龋病时，牙体的破坏由浅由深，若不及时治疗，则牙齿硬组织不断破坏，以致发生牙髓炎、根尖周炎，造成牙冠缺损，成为残冠或残根。如果形成根尖周脓肿，患牙可出现松动、触痛，最终因损坏严重无法治疗而被拔除。

（2）牙周病：患牙周病后，牙周组织逐渐破坏、龈沟加深，形成牙周袋，牙槽骨吸收，牙齿松动、脱落或被拔除。

（3）外伤：前牙或后牙均可因受伤而折落或脱落。外伤严重者还可伴有颌骨、牙槽骨、软组织的缺损。

（4）颌骨的骨髓炎，肿瘤等也是造成牙列缺损的原因。

（5）错合导致不均匀磨耗，进而产生牙折，有时无法治疗而拔除。

（6）随着年龄的增长，牙龈、牙槽骨等牙周组织发生生理性退行性变，牙龈萎缩，牙槽骨进行性吸收，都会导致牙齿脱落，但不是缺牙的主要原因。

为预防缺牙，应从胎儿期开始注意。母亲怀孕时，要加强营养，特别要摄取足够的钙、磷等矿物盐以及各种维生素，同时要预防各种传染病，以保障胎儿牙齿的正常发育，出生以后，从小就培养良好的口腔卫生习惯，加强口腔保健，防止各种口腔疾病的发生。

（二）缺失牙未修复的危害

牙是直接行使咀嚼功能的器官，且与发音、语言及保持面部正常形态有密切的关系，牙缺失不可避免地会影响这些功能，给身体造成一定的危害。其影响的程度与缺牙的部位、数量和缺牙的年龄有关。简单说，缺牙后可引起以下情况：

1. 咀嚼功能减退

当磨牙缺失或缺失的牙齿较多时，对咀嚼功能的影响就较大，甚至必将影响消化功能。因此，牙齿缺失后需镶假牙以恢复功能。

2. 牙周组织病变

牙齿缺失对牙周组织的影响，以生长发育期最为明显。因此，对牙齿的正常交错关系尚未建立，若牙齿缺失长期不修复，缺牙区相邻的牙齿可向缺牙间隙倾斜移位，使正常牙之间的邻接关系破坏，甚至使牙齿排列的咬合关系紊乱。而且缺牙间隙的对颌牙会因废用而伸长，易形成食物嵌塞及咬合创伤，并发展成牙周病，而且也易造成牙齿龋坏。

3. 发音功能障碍

个别后牙缺失后，对发音影响不大。但是，当缺牙较多，特别是上下前牙缺失时，造成的发音障碍就较明显。

4. 影响面部美观

完整的牙列和牙弓，维持着面部外形的协调与美观。前牙，尤其是尖牙缺失，对面部的外形影响较大。牙齿缺失，牙槽骨逐渐吸收萎缩，唇颊部软组织因失去支持而塌陷，面部皱纹增加，容易显得衰老。如早期一侧后牙多数缺失又未修复，则易形成单侧咀嚼习惯，造成面部不对称。

5. 对颞下颌关节的影响

牙齿缺失后长期不镶牙，则邻牙发生倾斜移位，对颌牙向缺牙间隙伸长，造成咬合关系紊乱，会引起创伤性咬合，或阻碍下颌前伸或侧向运动，久之引起颞下颌关节病变。若因缺牙多，余留牙不能维持面部下 1/3 的高度，咀嚼肌群就必须经过度收缩才能与下牙接触，久之，易使肌肉疲劳，髁突后倾，关节盘水肿，关节腔变形，出现咬东西时疼痛、张口困难、关节弹响等症状。

由于缺牙可以造成上述众多的危害，所以在牙齿缺失后应及时行假牙修复。

（三）老年人牙残根、残冠的治疗与修复

牙体缺损是指牙体硬组织不同程度地发生质地和生理解剖外形的损坏或异常。当牙体硬组织部分缺损且较大时称为残冠，多由龋坏或磨损等因素造成；当牙体硬组织全部缺失或者接近全部缺失时称为残根，多因龋坏或外伤等因素所致。虽然这种变化先期只存在于口腔中，但两者均可能成为全身感染的病灶，继而引起全身性疾病。

老年人口腔中的残冠和残根多是由龋病这种口腔中最为常见的疾病得不到及时治疗最终演变而成的。据调查，60岁以上的老年人，龋患率为78％，而其中2/3为残冠、残根。因此，对于中老年人来说，残冠残根的治疗与修复显得尤为重要。

老年人应特别注意咬合磨损的危害性，因为它造成的牙齿残冠、残根通常涉及多个区域甚至全牙列。咬合磨损是咬合病的临床表现之一，探明并消除咬合病的病因才能延缓或终止牙齿磨损。

1. 残冠与残根的临床特点

（1）牙髓状况与患牙牙体硬组织缺损的程度有关：缺损波及牙髓腔者将继发牙髓及根尖周组织疾患。

（2）牙周状况与患牙发病时间的长短有关：在形成残冠、残根的初期，牙周组织的状况一般较好；但是，若残冠、残根长期得不到治疗，会造成残冠与邻牙的邻接关系不良、咬合创伤、不良食物流冲击以及食物嵌塞等原因引起牙龈炎、牙周炎等，残根也将因长期得不到咀嚼功能的刺激，而使其所处部位的牙槽骨出现失用性萎缩。

（3）患者的咀嚼效率与残冠、残根患牙的数量有关：残冠、残根的患牙越多对咀嚼效率的影响就越大，甚至可能导致患者形成偏侧咀嚼的习惯，使咀嚼效率大为降低。

（4）残冠、残根的存在还会影响患者的面容和发音等，继而影响其心理情绪。特别是位于口腔前部的残冠与残根，这种改变则尤为显著。

2. 老年人口腔修复的特点

老年人的口腔修复从开展的修复项目上看与中青年人的口腔修复并无区别，但实际修复操作中的确有许多自身的特点。这些特点有的由于老年人全身及口腔颌面部的生理病理变化，已成为老年人修复的研究重点，有的还尚在争论与研讨。

（1）老年人的口腔修复与调合。

调合是老年人口腔修复的重要方面。老年人由于牙齿缺失较多，对颌牙的伸长或由于长期使用磨合不均匀,形成较多过高过尖的牙齿及斜面牙或形成咬合创伤,导致较多的牙折发生,此类的修复应重视调合,调整咬合创伤、调整整体关系十分重要。在调合过程中应考虑到重建及修复。

(2) 老年人的残根、残冠拔除问题。

老年人往往有多种全身疾病,高龄老年人往往有许多残根,在无牙周、根尖周炎及在不影响修复的前提下,尽量不拔除。经临床观察,保留较多的残根,并未出现明显损害。对于超老年的患者,控制炎症的发生,注意口腔卫生,未经治疗的牙根也可保存很长时间。

(3) 老年人固定义齿的选择。

老年人都有不同程度的牙槽萎缩,所以在对其进行口腔修复时,需要考虑达到什么程度不能行固定义齿修复以及缺牙多少不能行固定义齿修复。原则上老年人在牙列上有 6~7 个分布在不同部位的牙齿或牙根,牙槽未吸收达牙根的 1/2,尖牙保留可行较长的固定桥修复,老年人固定修复重点考虑的是力量分布与修复后的保健。老年人在条件允许的情况下,宜尽量选用固定义齿修复,有利于去除创伤调整咬合,防止食物嵌塞,保护基牙,恢复咀嚼功能。

(4) 老年人牙列修复与重建的综合分析。

老年人的口腔修复不仅是将牙镶复,而且要让义齿发挥功能,而老年人口腔缺损的情况较为复杂,应综合考虑修复的问题。老年人比较常见的,如对颌牙伸长、倾斜、交替发生时,应综合考虑老年人基牙牙周情况差,牙槽嵴萎缩严重及不均匀的处理。老年人牙齿重度磨耗的修复是老年人口腔修复的重点之一,在选择固定修复或板修复时要考虑其牙冠短、咬合垂直距离低等因素。

(5) 老年人口腔修复的功能与美观。

对老年人的口腔修复既要考虑咀嚼、发音等口腔功能的恢复,也要考虑美观的因素。这是以往忽略的问题,作者发现面部形态的恢复有助于老年社交信心的恢复,对老年人心理改善是很有帮助的,故两者均不宜疏忽。

(6) 老年人口腔修复的垂直距离与口腔功能。

老年人由于牙列的重度磨耗或缺牙时间较长,可导致垂直距离减低。咬合垂直距离恢复的情况与口腔修复及功能恢复密切相关,垂直距离恢复不准确,既可影响到面部形态的恢复,又可影响口腔本体空间,进而影响舌、颊肌的运动,影响咀嚼功能的发挥。现在各种辅助固位技术如人工种植体、磁附着体等的应用,则改变了需采取降低咬合高度辅助总义齿固位的传统观念，使其保持正常的咬合距离。

(7) 老年人的种植牙问题。

老年人进行人工种植牙并非绝对禁忌，但因为老年人的全身疾病和局部骨质疏松等发病率较高，一般宜进行较少的种植，不提倡较大范围种植，避免造成过大创伤。对老年人牙槽骨、牙槽嵴严重萎缩者，可采取种植2～3个种植体，以磁附着体、杆卡式固位体、球帽式固位体辅助其义齿的固位，同样能获得好的效果。

(8) 老年人口腔修复后的保健。

老年人口腔修复后的保健十分重要，关系到老年人口腔修复的成功与否及使用寿命。口腔修复后应定期复查，以半年复查一次为宜，全口义齿宜在3～5年后行全面垫底等修理或重制。由于老年人口腔环境的改变，应特别注意对继发龋及根龋的防治，对残留的牙根应注意清洁，对残留牙根的牙周状况需定期检查，防止因进一步龋坏及牙周破坏损伤余留牙齿和牙根。

(9) 老年人的口腔修复与全身关系。

老年人的口腔修复与口颌面及全身的关系应特别注意。口腔修复后，修复体不清洁，可影响口腔的卫生，而且修复体可影响到口腔黏膜、残余牙槽嵴及唾液腺的变化，并可导致义齿性口炎。牙列缺损及修复后均可引起颞下颌关节变化，也有发生TMD（颞下合关节紊乱综合征）。甚至口腔修复引起头颅、颈椎及体位的改变。与消化系统的关系十分密切，与中枢神经系统、呼吸、循环系统相关，故老年人的修复应引起重视。

(四) 佩戴假牙后出现疼痛的原因及处理

许多缺牙的患者在戴入假牙后可能出现其余的牙齿、牙周黏膜及牙槽、腭部疼痛。这时应去医院检查原因并修改，切不要不戴或自行处理，以免损伤牙齿、牙周组织及假牙。

戴假牙引起疼痛的原因是多方面的。在固定修复体如核冠、固定桥等，可能因为制作过程中磨切牙齿组织和戴入后粘结材料的刺激，出现过敏性疼痛。这种疼痛应注意避免冷热刺激，在戴入一段时间后多可消失。如粘固后或戴过一段时间后出现持续的自发性疼痛，则可能是由于牙髓充血或继发龋所造成的牙髓炎、根尖周炎,或由于创伤导致牙周膜炎等出现疼痛。而牙冠边缘过长、邻接关系不好、嵌塞食物等也可以刺激牙龈导致牙周炎,引起疼痛。出现这些情况应去医院治疗,必要时拆除冠桥重新制作。

活动假牙如引起余留的牙齿疼痛,则可能是卡环太紧或受力不均所致,也可由基牙龋坏或牙周疾病引起。部分活动假牙与全口假牙在牙槽、黏膜等组织引起疼痛是最为常见的,这些原因可分为边缘伸展过多,唇颊舌处的系带及上颌结节、下颌舌隆突缓冲不够,或有骨尖、骨突受压。戴牙较久出现牙槽吸收,假牙下沉,牙槽相应处黏膜出现充血红肿、溃疡等损伤。如出现这些情况,应暂缓戴牙,及时去医院诊治。但在去医院前数小时还应戴上假牙,便于医师检查原因,准确定位,适当修改。若因咬合不平衡而黏膜组织压痛和假牙的翘动,可通过调整咬合关系解决。但应强调切勿自行磨改,以免破坏假牙。

(五)戴活动假牙的注意事项及日常维护

(1)初戴假牙时,常有异物感,可能出现发音不清或恶心、呕吐现象,这主要是短时不适应的表现。一般经耐心使用一段时间后是可以适应的。如症状严重疼痛,可以去医院适当修改假牙。

(2)取戴假牙应当小心、仔细,防止假牙损坏、丢失。要注意顺着牙齿就位和脱位的方向拉卡环,以免损坏假牙和其余的真牙。不要在还没有就位的情况下,就用对颌牙咬假牙。刷洗假牙时应用较软的尼龙丝牙刷,不要用硬刷毛用力刷洗。取戴假牙时,动作要轻巧,以防折断。如假牙有色素沉着及污物软垢不易清除,可以用托牙净等假牙清洗剂浸泡清洗,浸泡过夜,晨起刷洗干净再戴用。

(3)戴假牙后如出现黏膜压痛、溃破,可将假牙取下泡入冷水中。在复诊前2小时再戴上假牙,以便复诊时找出疼痛原因,予以修改。

(4)戴假牙时,应先进软食,适应后逐步咀嚼硬食。

(5)保持假牙清洁与卫生。饮食后应取下假牙清洗以免食物残渣沉积于假牙周围造成与之接触的真牙龋坏。固定假牙的清洁与牙齿相同。而活动假牙应在每次刷牙时取下来刷洗。

(6)睡前应取下假牙,清洗干净后泡入冷水中,这样可使口腔黏膜和基牙得到休息。特殊情况下晚上睡觉也建议戴假牙,应根据具体情况而定,如缺牙较少固位好,则可洗净后戴上;缺牙较多刚开始戴入不习惯,可等习惯后再戴入。

为防止颞下颌关节疾病,则应睡觉时也戴用。活动不便的老人或患者晚上睡觉时最好不戴,将假牙泡在清水里或凉开水中。

(7) 假牙戴用后,若有不适或损坏,应及时复查修改或修补。若长期不戴用假牙,则会因口腔情况改变,致使假牙不能再用。

(8) 假牙应注意保管,避免丢失或损坏。经常有患者的假牙是在自来水龙头下洗刷时被水冲走,或假牙泡在水杯中,在倒水时不注意倒掉的,也有因将假牙放在口袋里被压碎或变形而不能使用的。

## 五、老年人的日常口腔保健

### (一) 保持口腔清洁的方法

保持口腔清洁的常用方法包括:刷牙、漱口、正确使用牙签和牙线、多吃含有洁净作用的食物、牙石刮除。

#### 1. 刷 牙

刷牙是保持口腔卫生的重要方法。养成每日刷牙的良好习惯,掌握正确的刷牙方法可去除菌斑和软垢,并且借助牙刷的按摩作用可增进牙龈组织的血液循环和上皮组织的角化程度,从而有助于增强牙周组织对局部刺激的防御能力,维护牙龈的健康。因此,刷牙是预防牙周疾病重要的预防措施。但刷牙方法不正确,不但达不到清洁牙齿的目的,还可造成牙龈退缩、牙槽骨吸收或楔状缺损。

#### 2. 漱 口

漱口是常用的口腔卫生措施。饭后漱口有利于清除食物碎屑和部分软垢。若口腔患病,也可用加有药物的含漱液漱口,能起到一定的治疗效果。此外,有效的漱口还能消除口臭,使口腔清洁、舒适。

一般漱口用清洁水或盐水含漱即可。预防和治疗口腔病常用的含漱剂有:$0.01\% \sim 0.20\%$ 的氟化钠液漱口可防龋,$1:5000$ 的高锰酸钾液、$1:1000$ 的依沙吖啶液、$1:5000$ 的氯己定液、$1:5000$ 的呋喃西林液都可用来控制口腔炎症;$3\%$ 的硼酸溶液、复方硼砂溶液、$1\%$ 的过氧化氢液用来清洁、除臭等。此外,还可用 $1:1000$ 的柠檬液增加唾液的分泌,$0.5\%$ 的普鲁卡因液含漱止痛等。

#### 3. 牙签和牙线

使用牙签清洁牙齿古来有之。牙签可以金、银、象牙等材料制成且带有各种装饰。目前市场上出售的牙签多用竹木制成，这种牙签价廉，取材容易。近年来国外普遍使用一种带牙线的塑料牙签，因其光洁度好，洁牙效果好，如应用得当对牙龈损伤小。

牙线使用方便，效果好，值得推广。在使用时，可以用双手执牙线（可为尼龙线或丝线）置于嵌入食物的牙缝处，适当用力压入牙缝间，内外牵拉带出嵌入的食物，这样既可清除食物残渣，又可避免对牙齿的损伤，而且可以清除牙齿的各个邻面，起到牙刷和牙签无法起到的作用，是牙齿保健不可缺少的较为理想的工具。现在国外有出售带有柄的牙线，使用更为方便。使用牙线时，牙签可作为辅助工具。

4. 牙龈按摩

刷牙是对牙龈的一种按摩，适当的按摩牙龈可使上皮角化变厚并促进局部血液循环代谢增强。此外，还可用手指按摩牙龈。我国新疆有揩齿习惯，本质上就是用手指按摩牙龈。手指按摩法是以洁净的手指揉捏牙龈。一般从牙根尖的龈表面向龈边缘的方向按摩。每个区域按摩2~3分钟，然后在每一区域的水平方向上按摩2~3分钟。对牙龈乳头萎缩及根分叉暴露区的牙龈，最好使用圆锥状的橡皮按摩尖（牙龈刺激器）。使用时，将橡皮尖以45度角插入牙间隙，头朝向合面旋转5~6次，施以按摩和加压动作。牙龈按摩须在洁牙、刮治及消除牙周病灶后进行。

5. 牙石刮除

定期进行牙周刮治，一般每半年或一年1次。

6. 叩　齿

依靠咀嚼运动中所形成的刺激，增强牙周组织的抵抗力。我国古代《抱朴子》中就有"早起叩齿三百下"的健齿方法记载。

（二）如何选择标准的牙刷

刷牙是口腔卫生保健中最重要而又最简单易行，且行之有效的方法，而刷牙工具——牙刷的选用则直接关系到其效果。如果选择不当，既达不到刷牙的效果，还可能对牙齿、牙周组织及口腔黏膜造成损伤。如果牙刷头过大，则不便于在口腔内活动；刷毛过密则不易清刷牙缝，也不利于牙刷本身的清洁；刷毛太硬，易损伤牙龈，并使牙质磨耗，而刷毛太软又刷不干净牙齿。

因此，应选择根据国家和卫生部门制定的标准所设计、生产并提倡使用的保健牙刷。这种保健牙刷综合考虑了我国人的口腔和牙齿的自然特点和使用效果，并根据不同年龄的口腔特点分为幼儿用、小学生用及通用类型。一般要求牙刷应较短窄，以适应转动与分区洗刷的需要。

保健牙刷的具体标准为牙刷头长不应超过 30mm，且与刷柄有一定角度便于刷到后牙；刷头宽为 10mm。除刷头的刷毛为 2 排，余下均为 3 排。刷毛为软硬适中的尼龙丝，尼龙丝直径一般不超过 0.3mm，目前认为 0.18mm 的尼龙丝去污能力最强。由于保健牙刷具有刷头短而刷毛窄，刷柄扁而直，刷面平齐，毛束之间及每排刷毛之间间隔较大等优点，刷牙时能在口腔内运用自如，有效地刷到牙齿的各个侧面，而且刷毛能伸入到牙齿的各个侧面，因而能有效地清除牙垢、菌斑，并对牙龈有一定的按摩作用。此外，尼龙丝不易被水侵蚀，也不易被细菌破坏，有利于牙刷本身的清洁。

（三）注意合理选用药物牙膏

牙膏是刷牙的必备物品，它能起到清洁口腔的作用，而且通过牙刷的摩擦可与牙齿、牙龈紧密接触，起到局部上药的作用，故现在许多牙膏内部加入各种不同成分的药物，由于各种药物的性能不同，所起的作用也不同，这就产生了如何选用这些牙膏的问题。

牙膏的选择首先是根据自己的口腔及全身情况。如以抗龋为主特别是在水中含氟量低的地区，则可选用含氟的牙膏，因牙膏中含适量的氟，可增加牙齿的抗龋能力，长期应用可增加牙齿表面的硬度和牙齿对酸的抵抗力，并可减少菌斑的形成。

如果是针对患有牙龈出血、牙龈炎、牙周病及黏膜病等辅助治疗，应考虑选用含有抗菌、消炎止血和收敛作用的药物牙膏。

如果牙齿因磨损、牙颈暴露等发生牙齿过敏，可考虑选用含有止痛及降低牙组织渗透性的牙膏，如脱敏、防酸牙膏。

选择牙膏时应注意虽然氟能够防龋，但如过量则可形成氟牙症，故在高氟区则不能选用含氟的牙膏。另外对某种牙膏过敏可能引起牙龈、口腔黏膜、舌、口唇过敏，出现瘙痒、黏膜溃烂、咽喉炎等症状，甚至引起胃肠不适时，则应停用。对药物牙膏也不能长期滥用，否则可能致使口腔菌群发生改变及其某些细菌产生耐药性,给治疗带来困难,还会引起感染。

还应指出任何牙膏都不能代替以正确的刷牙方法刷牙。如不认真掌握刷牙方法就根本达不到口腔保健的目的。如已发生龋病、牙周炎等疾病时,单靠药物牙膏刷牙,是不能治愈牙病的,应尽早去医院治疗。

(四) 正确的刷牙方法

刷牙是每人每日必行的口腔卫生保健措施,但怎样刷才能起到真正清洁牙齿的作用,却又不一定是每个人都清楚的。如果刷牙的方法不得当,不但无益,而且会有害。然而一些不正确的刷牙方法还特别容易为大家所沿用,如最常见的弊端就是横刷法,这种方法是沿着牙弓从前到后的拉锯式刷,因为这样刷得顺手,易着力,殊不知这样刷就把牙冠外面的脏东西挤入牙缝里。刷毛刺激牙龈向根部萎缩,过早地暴露牙根颈部,而此处多无釉质,就会形成一种称为楔形缺损的牙体疾病。这种病轻则遇冷热酸甜等刺激后牙齿过敏疼痛;重则可能损害牙髓,引起剧烈的牙痛。有许多人也知道横刷牙不好,改用竖刷牙的方法,但又不得要领。

正确的刷牙方法有剔刷法,过去曾称为竖刷法。具体做法是先将牙刷毛的一侧放在欲加洗刷的牙齿的唇、颊侧(外面)或舌、腭侧(内面)之牙面上,刷毛与牙齿长轴平行,毛尖朝向牙根,紧贴牙龈和牙面,然后旋转牙刷向合面方向与牙长轴约成45°角,轻压牙龈,顺牙间隙向咬合面(上颌牙由上向下,下颌工由下各上),用剔刷的动作,刷去污物。对于咬合面,可将刷毛紧压咬合面,以前后拉动的方式洗刷。

水平颤动拂刷法是一种能有效清除龈沟内牙菌斑的刷牙方法。拂刷就是轻轻地擦过,掌握这种刷牙方法,能够帮助清除各个牙面的牙菌斑,同时能有效地去除牙颈部及龈沟内的牙菌斑。具体操作要领为:

(1) 手持牙刷刷柄,先将刷头放置于口腔内一侧的后牙牙颈部,刷毛与牙长轴大约成45°角,刷毛指向牙根方向(上颌牙向上,下颌牙向下),轻微加压,使刷毛部分进入牙龈沟内,部分置于牙龈上。

(2) 以2~3颗牙为一组开始刷牙,用短距离水平颤动的往返动作在同一个部位至少刷10次,然后将牙刷向牙冠方向转动,继续拂刷牙齿的唇(颊)舌(腭)面。

（3）刷完第一个部位之后，将牙刷移至下一组2~3颗牙的位置重新放置，注意与第一个部位保持有重叠的区域，继续进行下一个部位的刷牙。

（4）刷上前牙舌面时，将刷头竖放在牙面上，使前部刷毛接触龈缘，自上而下拂刷。刷下前牙舌面时，自下而上拂刷。

（5）刷咬合面时，刷毛指向咬合面，稍用力作前后短距离来加刷。

另外刷牙要养成仔细认真的习惯，最好是将全口牙按上下、左右分成若干区域，然后按一定的顺序刷洗，如先上后下，先左后右，先外后内，使唇（颊）面、舌（腭）面、咬合面都能刷到，不至于遗漏。并做数次重复，刷牙所用的力量为向牙龈及牙齿施加一定的力量，不至于产生疼痛即可。刷牙后应用一定的力量漱口，将刷下来的软垢污物冲洗干净。

（盛迅）

## 第三节　老年营养与健康

人口老龄化是社会进程中不可避免的。随着我国人口老龄化进程逐渐加快，老年人群的营养与健康状况受到社会的极大关注。合理营养是保证老年人身心健康，预防老年人常见病、多发病，延缓衰老的必要条件。合理营养对改善老年人的营养状况，提高老年人群生活质量，降低社会经济负担具有重要意义。2015年11月12日，中国发展研究基金会发布《中国老年人营养与健康报告》，报告指出我国老年人存在营养缺乏和营养过剩双重负担。

### 一、营养与成功老龄化

在老年人口迅速增长，老年人口的疾病和健康减损负担逐渐增加的背景下，成功老龄化具有重要意义。由于目前还没有评定成功老龄化的统一标准，综合国内外的研究，作者认为成功老龄化的概念可以定义为：在65岁以上的老年人群中，日常生活、生理能力方面没有问题，一般体力活动方面没有太大困难，在认知能力测验中取得高分，自评健康状况为良好或好，目前心境及情绪的自我评价为好或尚好，是生物—心理—社会概念上的健康老年人。影响老年人健康的因素有很多，其中饮食因素往往容易被忽略。但是，饮食不当是造成老年人患病的重要因素。据世界卫生组织WHO估计，中国近80%的老年人的死亡可归因于饮食风险（营养过剩或营养不良）、高血压、吸烟、空腹血糖升高、空气污染（室内及室外）和缺乏锻炼。我国老年营养学者早在2006年就提出"营养与成功老龄化"的理念。目前普遍认为"营养是成功老龄化的基本保障"，"老年人的营养状况影响着他们的健康、脑功能退化的进程，合理营养对促进成功老龄化意义重大"。

综上所述，营养对老年人的健康至关重要。老年人不仅要提高自身营养意识并重视营养素养，还要学会根据自身需要和健康状况，平衡膳食、合理营养，防止营养过剩和营养不足，从而预防疾病、延缓衰老、维护身体健康。

（一）营养是成功老龄化的物质保障

有的人可能认为由于老年人消化吸收、代谢排泄和内分泌功能下降，骨骼、关节和神经系统退行性病变等问题，营养对老年人已经不再那么重要。其实恰恰相反，人体的细胞、组织、器官正常结构和生理功能的维持，都有赖于合理的营养。年轻人离不开营养，老年人更离不开营养。老年人因其自身特点，只是对能量、营养素的需求发生了改变。尤其是很多老年人患有多种疾病，长期服用多种药物，很容易造成食欲不振，影响营养素吸收，加重其营养失衡状况。因此，营养对老年人更加重要。合理营养是老年人健康的物质基础。合理营养不仅能预防疾病、维护健康，还能延缓衰老，使老年人健康常在、青春永驻。

1. 营养与维护健康

目前，我国老年人面临营养不足和营养过剩的双重负担。2010年我国60岁及以上老年人群低体重营养不良发生率为5.4%，城市老年人群低体重营养不良发生率为3.3%，农村为6.4%，并且老年人群低体重营养不良随着年龄增加而呈逐渐增高的趋势。我国老年人营养不良疾病经济负担较为严重，2012年老年营养不良疾病经济负担为841.44亿元，其中营养不足经济负担为677.37亿元，营养过剩经济负担为164.07亿元。饮食中营养素过少或过多均不利于维护身体正常的生理功能，还会导致疾病。

（1）营养与良好的身体机能。

老年人饮食中过多的热能和脂肪摄入是造成肥胖和高血脂的主要原因。我国60岁及以上老年人超重率为32.1%，男性和女性分别为31.0%和33.3%；肥胖率为 12.4%，男性和女性分别为 9.3% 和 15.3%，城市高于农村。身体的肥胖往往与高血压和糖尿病有关并互相影响。肥胖还损害了老年人的心血管系统。

饮食中缺乏铁、维生素 $B_{12}$ 和叶酸，以及其他营养代谢障碍均会导致贫血。老年人如发生贫血将严重影响其健康。贫血不仅与老年人活动受限、急性心肌梗死和心力衰竭有关，还可导致大脑局部缺血，从而增加患老年痴呆的风险。国外研究发现，贫血者比血红蛋白正常的老人更易患肿瘤、感染。更为严重的是，贫血还会增加老年人死亡的风险。研究发现，贫血症组 3 年死亡风险高于非贫血组 25%。我国老年人贫血患病率高于其他年龄组。60 岁以上老年人贫血患病率为 12.5%。因此，老年人应该平衡膳食，尤其是增加富含铁、维生素 $B_{12}$ 和叶酸食物的摄入，以降低营养性贫血的发生，维护身体健康。

骨质疏松发病与膳食营养密切相关。钙、维生素 D 摄入不足很容易使机体膳食营养缺乏，导致骨矿物密度降低，进而造成骨质疏松。世界卫生组织提出，防治骨质疏松症的三项措施是适当补钙、经常运动以及饮食调节。此外，镁在预防骨质疏松方面的作用也不容忽视。近年来一些实验发现不同程度镁缺乏动物伴有不同程度的骨量下降、骨小梁变细和骨脆性增加的现象，其特点是成骨细胞与破骨细胞的数目与活性发生异常，一系列炎性因子的释放增加，内分泌水平及其作用机制的改变。流行病学研究发现，食物中镁摄入与人骨密度具有相关性。

（2）营养与常见老年疾病。

我国 60 岁及以上老年人高血压患病率为 66.9%，且随年龄增长而增加。城市和农村地区无明显差别。但是，高血压控制率仅为 14.6%，城市（20.2%）的高血压控制率明显高于农村（11.0%）。钠盐摄入过多是导致高血压的一个重要因素。2010 年我国家庭人均食盐摄入 10.6g/d，城市（9.1g/d）低于农村（11.5g/d）。家庭人均每日食盐摄入量超过膳食指南盐摄入建议量（6g/d）的比例为 72.6%。老年人肾脏排泄功能降低再加上过量摄入食盐易发生钠水潴留，加大心脏负担，增加高血压患病风险。低钠高钾盐可降低高血压患者的血压水平，改善患者的血管内皮功能及动脉僵硬度。高血压同时患有高同型半胱氨酸（Hcy）血症属于 H 型高血压，并且心血管事件发生率及严重程度随血浆 Hcy 浓度增高而增高。叶酸可有效降低 H 型老年高血压患者血浆 Hcy 水平，减少心血管事件发生。据研究，叶酸可以预防合并 H 型高血压的脑梗死。

我国 60 岁及以上老年人糖尿病的患病率 19.6%，城市（25.0%）高于农村

(17.0%)。饮食既是诱发糖尿病的重要因素，也是预防和控制糖尿病的关键。对Ⅱ型糖尿病伴有肥胖患者进行总能量限制平衡膳食（600 kcal/d）的干预，能有效降低血糖浓度。优化膳食结构，增加水果、蔬菜、全谷物、鱼、家禽摄入，减少红肉、加工食品、含糖饮料和淀粉类食物摄入可延缓Ⅱ型糖尿病的进展。增加膳食纤维的摄入，可延缓葡萄糖的消化和吸收，改善餐后血糖代谢和控制糖尿病。铬是胰岛素的辅助因子，可控制血糖水平，老年人组织中铬随年龄增加而下降，因此其对铬的需要更高于一般人，通过补充铬也可以有效控制血糖。

阿尔茨海默病是一种起病隐匿的进行性发展的神经系统退行性疾病，以记忆障碍、失语、失认、视空间能力损伤、执行功能障碍及人格和行为改变等临床表现为主，是导致我国老年人日常生活能力丧失的最常见病因，并位居我国老年人死亡原因第五位。据统计，我国65岁以上人群阿尔茨海默病患病率为5%，70岁以上人群患病率为10%，80岁以上人群患病率为30%，85岁以上人群患病率则高达40%。营养素在防治老年认知障碍方面有重要作用。近年研究发现，叶酸及B族维生素在神经元可塑性及完整性方面有重要作用，对防治老年认知障碍、血管性痴呆及阿尔茨海默病有一定作用。二十二碳六烯酸（DHA）可降低血浆黏度和抑制血小板的聚集及炎性因子，具有抗氧化损伤等作用，有利于预防动脉硬化，保持高效脑功能，在防治老年认知功能障碍方面有明显效果。研究发现，进食n-3系多种不饱和脂肪酸及每周吃海鱼可减少阿尔茨海默病发病的危险。锌、铜、硒与某些酶活性有关，可影响机体正常新陈代谢，亦可影响认知功能。维生素C和维生素E有抗氧化作用，与细胞、器官衰老及老年认知障碍有一定关系。

综上所述，老年人多种疾病的发生、发展与营养密切相关，在老年人多种疾病高发态势下，更加突显营养对老年人疾病的预防和控制作用。

2. 营养与延缓衰老

衰老是自然规律，是生命过程中不可避免的。从生物学角度说，衰老是各种分子和细胞损伤随时间逐步积累的结果，衰老将导致机体身心能力逐渐下降，患病以及最终死亡的风险日益增加。衰老速度和程度是很多因素共同影响的结果，其中营养是一个十分重要的因素，很多研究已经证明合理营养能在一定程度上增强老年人体质、延缓衰老，使老年人身体健康并且精力充沛。

(1) 营养素与衰老。

能量是维持生命活动的重要因素,但科学家在动物试验中反复研究发现,动物处于适度饥饿状态或进行限食时,其寿命可以延长,寿命长短与限食时间成正比,此即为McCay效应。限食不仅可以延长动物的寿命,还可以延缓与衰老有关疾病的发生,减慢疾病的进程,但饥饿限食是以不损害生命的最低能量需求为限度的,否则就会损害动物的健康、缩短动物的寿命。能量对寿命的影响目前仅限于动物试验,迄今为止还没有限食对人寿命影响的研究,动物试验结果也不能简单推论至人。但能量过剩对人体健康不利,能量过剩会导致肥胖、高血压、糖尿病等多种慢性疾病。适当限制能量摄入,而提高蛋白质、维生素、矿物质的摄入,对机体健康是有利的。

蛋白质是生命的物质基础,对机体具有重要的生理功能。动物研究中发现,低蛋白膳食有延长动物寿命作用,但在动物生命早期给予高蛋白食物时,寿命可延长,说明了早期给予高质量营养素的重要性。

高脂肪膳食比低脂肪膳食更能使人变胖并缩短寿命。人类流行病学调查表明,高脂肪膳食,尤其是富含饱和脂肪酸和胆固醇饮食,会导致动脉粥样硬化、肥胖、恶性肿瘤等疾病发病率增加,并可导致糖尿病、高血压、冠心病。不饱和脂肪酸在体内易被氧化形成过氧化物,自由基损害也是有关衰老原因的一个重要理论,过多不饱和脂肪酸摄入也对健康不利,应注意脂肪酸之间的比例。

维生素在体内的一个重要功能是参与调节代谢,维生素A能促进上皮细胞的正常分化;β-胡萝卜素是很好的单线态氧清除基;维生素D能促进钙的吸收,预防老年性骨质疏松症;维生素C、维生素E具有很好的抗氧化作用,能清除氧自由基并改善血管、皮肤弹性。

微量元素也与衰老有关。研究发现衰老的过程和表现与锌、硒、铜、锰、铬等有关。微量元素与遗传基因及信息表达关系密切,参与调节机体正常代谢,保持内环境稳定,具有清除体内自由基等作用,还与免疫、内分泌等有关,并相应形成了微量元素与遗传程序学说、自由基学说、免疫学说、内分泌学说等理论。

(2) 营养因素与自由基损害。

自由基损害学说是衰老研究中的一个重要学说,该理论中心内容认为,衰老来自于机体正常代谢过程中产生的自由基随机而破坏性的结果。

人体组织在代谢过程中会产生活性的自由基,自由基的特点是活性高、不稳定，易与生物大分子结合而影响细胞功能。正常情况下，体内自由基的产生与消耗处于动态平衡状态，一方面机体不断产生自由基，参与体内的一些代谢反应；另一方面，机体存在一些酶及非酶防御系统，能不断清除过多的自由基。当机体功能衰退时，其清除自由基的能力降低，自由基产生与消除的平衡被破坏，过多的自由基就会损伤正常组织的结构和功能完整性，组织器官就会发生代谢紊乱和功能障碍，从而表现出衰老的一系列表现。脂质过氧化是自由基损害的一个重要表现，生物膜上的脂质产生过氧化后，就会改变生物膜的结构和功能。脂褐质是细胞中不饱和脂肪酸的过氧化产物，脂质过氧化形成丙二醛，丙二醛与蛋白质、核酸等生命大分子发生交联聚合反应，交联后的蛋白质由于变性而丧失其功能，形成了脂褐质。脂褐质在皮肤细胞内堆积即形成老年斑，在脑细胞内堆积就会引起神经功能障碍，出现记忆力衰退、智力障碍，甚至老年性痴呆症。

正常情况下，人体内存在非酶防御系统和酶防御系统两种抗氧化防御系统。非酶防御系统主要包括维生素 E、维生素 C、β-胡萝卜素等营养抗氧化剂及一些天然植物中的抗氧化植物化学物，它们能在自由基产生损害之前将自由基捕获清除，阻止过氧化物形成。机体的抗氧化酶系统主要包括超氧化物歧化酶（SOD）、过氧化物酶（CAR）及谷胱甘肽过氧化物酶（GSH-PX），它们能破坏过氧化物，使之还原为水。SOD 中含有锌、铜、锰等微量元素，硒是谷胱甘肽过氧化物酶的活性中心成分。

（二）老年营养的研究进展

1. 与老年人营养与健康相关调查的陆续开展

我国早在 1959 年就开始了全国性营养调查，调查人群中包含了 60 岁以上的老年人群。2002 年，我国的营养调查首次将营养与高血压、糖尿病、血脂异常等疾病相结合开展调查。2010—2013 年继续开展营养调查，并将十年一次的营养调查改为五年一次的监测，更好地了解食物和营养素摄入状况和变化趋势，动态观察人体营养状况与健康的变化趋势，分析营养相关疾病流行情况及影响因素，以便为政策的制定提供科学的依据。我国还开展了全国慢性病危险因素监测调查，有关老年人群营养状况和慢性疾病相关影响因素的信息也能从这些调查中获得。中国营养学会开展的老年人适宜体重、体质指数研究，膳食指南研究，老年营养学会编写的《中国老年人膳食指南》为老年人合理膳食、积极预防疾病、老年人营养教育和促进健康提供了良好的建议。中国营养学会还根据老年人营养基础需要量的研究和国外研究，修订了我国老年人能量和各种营养素的参考摄入量。此外，还开展了中国老人健康长寿影响因素研究和中国健康与养老追踪调查。这些调查的开展积累了基础数据，有助于改善老年人的营养与健康状况，推动老年健康事业不断向前发展。

2. 对老年肌肉衰减综合征营养问题的认识不断深入

老年肌肉衰减症是目前国内外研究的热点。近年来国内营养和老年医学的专家跟踪国际前沿，在老年肌肉衰减症的营养防治方面做了许多工作，取得了我国老年人体质成分、肌肉量方面大量的数据，并开展了多项关于蛋白质、维生素D等营养素补充对减少老年人肌肉衰减效益的评估，更深入地认识到保证优质蛋白质、某些微量营养素成分，尤其是抗氧化营养素（如维生素E、维生素C、胡萝卜素以及微量元素硒）和活性物质的摄入，对保持老年人肌肉健康的重要作用。

3. 营养与常见老年疾病研究特色与创新性不断显现

国内学者已应用蛋白质组学、代谢组学技术探求老年认知功能障碍营养干预的分子机制。还应用代谢组学技术发现蓝莓花色苷干预可使老龄小鼠脑组织中乙酸、胆碱、γ-氨基丁酸及谷氨酸代谢发生变化，为阐明蓝莓花色苷改善老年认知障碍的机制提供了新线索。

我国科学家首先发现并验证50多个与Ⅱ型糖尿病、脂肪酸、铁蛋白和维生素D相关的基因多态性位点，通过开展随机对照干预率先发现了亚麻籽及木酚素、核桃、糙米和低碳水膳食对糖尿病、代谢综合征等代谢异常的改善作用。孙长颢等发现预防Ⅱ型糖尿病的新靶点，发现补充组氨酸能够抑制炎症反应，改善肥胖个体的胰岛素抵抗，补充钙能够改善绝经后女性的血脂和动脉内膜厚度及其相关机制。夏敏等率先发现植物化学物花色苷预防动脉粥样硬化（AS）的效应，并系统性地从营养代谢的全新角度解析了视黄醇代谢与AS发病之间的关联。

4. 老年营养相关慢性疾病筛查评价方法取得新发展

由于老年人行动不便，传统体格指标的测量存在较大困难。除传统的身体测量指标外，近年来还探讨简单操作，尤其适用于卧床老年人的身体测量指标。研究结果显示，体重、体重指数、腰围、臀围、收缩压、舒张压、血糖、血清总胆固醇、低密度脂蛋白胆固醇的均值平均变化量随着颈围均值的增加而升高，高密度脂蛋白胆固醇均值的平均变化则随着颈围均值增加而降低。用男性颈围≥

38cm，女性≥34cm 作为切点，能够较好地预测老年人代谢综合征和脂肪肝的风险。

5. 老年人营养不良筛查、评估与干预工作向前推进

老年人营养状况筛查、评估是进行老年人营养不良干预的基础。国内多家单位积极引入、借鉴国外使用的多种营养风险筛查工具，对老年营养状况开展快速筛查，并进行营养不良风险评估，取得了很多有价值的基础数据。2013 年老年人营养不良风险筛查项目，应用简易营养平均精法（MNA-SF）和日常生活能力（ADL）量表首次系统、全面地评价了我国城市老年人（≥65 岁）的营养状况和日常生活能力。调查结果为老年人营养保障相关政策和《特殊医学用途配方食品通则》等有助于老年人营养改善的一系列标准出台提供了科学依据。

（三）老年营养的未来展望

1. 多学科融合发展，有效传播老年人合理膳食知识

老年营养学今后的发展应借助于医学、生物学、农学、食品科学、心理学、信息学以及社会科学等多门学科的合作，深入探索营养对老年人健康的基础支持作用。同时，将最前沿的科学研究成果，转化为简明、易懂的膳食指南和科普知识进行有效传播，发展出易学、实用的技术方法来改善老年人的营养状况。

2. 良好政策环境支持，发展适宜的营养评价和支持技术

老年营养未来的发展与健康老龄化事业的发展密切相关，特别需要良好的法治环境和有力的政策支持。老年营养学工作者辛勤努力的成果将为更多养老法规和政策的出台提供有力的技术支持。居家养老是我国养老体系的基础。借鉴国际先进经验在家庭健康保健服务中应用老年营养学的发展成果，不断探索、创新、发展出更加适宜的营养状况评价技术和营养支持技术手段将是老年营养学科今后的一个重点方向。

3. 先进技术的运用，精准预测、预防和干预营养相关疾病

近年来通过利用基因组、表观基因组学、转录组学、蛋白质组学、代谢组学和其他先进研究手段，并结合分子、细胞和动物模型机制研究，重点研究中国人群和亚人群的精准营养需求，明确不同个体间对特定膳食组成的多样性反应的机理，明确遗传、表观遗传和肠道菌群对食物代谢应答的修饰作用和机制，明确与重大慢性非传染疾病流行相关的主要膳食环境因素以及基因—营养素和基因—表

型的相互作用对疾病易感性的影响，发展和建立了精准的疾病预测模型和干预策略。从人类进化、生命早期营养等多个视角解析营养和基因的相互作用对特定营养需求和疾病易感性的生物学和病因学基础，探索各种营养素及相关的营养感应通路和代谢调控分子网络，遗传和表观遗传学修饰的差异对营养素感应、代谢及内环境稳态的调控作用，以及对个体营养需求和疾病易感性的影响。今后应进一步聚焦我国人口与健康的重大需求和国际营养科学前沿，通过创新营养科学研究，运用新的视角和新的研究技术与手段，力争在阐述符合中国人群特点的"精准营养"需求，以及在营养相关的疾病的精准预测、预防和干预策略和机制研究方面取得突破性进展，为国家相关政策的制定提供循证、依据。

## 二、老年合理营养与膳食

营养不足和过剩都不利于老年人的健康。因此，平衡膳食、合理营养对老年人来说更加重要。由于年龄的增加，老年人细胞逐渐减少，细胞再生能力降低甚至丧失，许多器官功能下降。相对于年轻人来说，老年人的身体成分、生理功能都发生了改变，营养代谢也具有其自身特点，这也是老年人营养需要的依据。

（一）老年人营养代谢特点

1. 能量代谢

老年人的基础代谢下降，体力活动水平降低，能量消耗也就降低。能量摄入过多易造成肥胖，能量过少又不能满足身体需要。因此，维持能量平衡非常关键。但总体来说，老年人要适当减少能量摄入，防止能量过剩造成不利后果。

2. 脂代谢

血清总胆固醇（TC）和甘油三酯（TG）的平均值与超常率随年龄增长而升高，这是由于组织吸收和脂蛋白的利用减少，因而发生了清除障碍。同时，随着年龄增长，脂肪合成酶的活性增强，而分解酶的活性降低，因而老年人脂肪组织中脂肪积累增多，许多细胞膜的脂肪含量也增多。又因老年机体内的抗氧化酶活性降低，自由基使脂质过氧化，对机体造成损伤，导致慢性病的发生。老年斑就是脂质过氧化物脂褐质引起的。

3. 蛋白质代谢

在衰老过程中，氨基酸转化速度明显变慢，故蛋白质合成代谢降低，包括酶和激素的生成。同位素实验表明 70~90 岁老人的蛋白质合成率仅为 20~23 岁时的 60%~70%。酶的活性因酶蛋白结构发生变化而降低，如消化酶、代谢酶、乙酰胆碱酯酶、钠钾 ATP 酶和钙镁 ATP 酶等的活性均随年龄增加而下降。此外，激素的合成与分泌不仅随增龄而下降，激素受体也因结构改变而对激素的敏感性降低，亲和力下降，从而导致激素的生理效应下降，如甲状腺素、生长激素、肾上腺皮质激素、性激素的合成和分泌均随增龄而下降。

4. 糖代谢

老年人的糖代谢明显降低，实验显示老年鼠脑线粒体的丙酮酸与羟丁酸的氧化物均随年龄增加而下降。同时，人体的糖耐量亦随年龄增加而下降，其原因是胰岛素合成及胰岛细胞对葡萄糖的敏感性均降低。胰岛素结合部位及其对胰岛素的亲和力与应答力亦降低，故老年人易患糖尿病。

5. 水盐代谢

人体水分总量随年龄增高而减少，如从体液的分布看，则主要是细胞内液的减少。其原因是肾功能因肾小动脉硬化和肾小球破坏而发生了改变，从而不能调控水的平衡。细胞外液的主要成分钠和氯的总量没有年龄差异，但细胞内液的主要成分钾、镁和磷的总量却随老年细胞内液的减少而降低，从而影响细胞外液的渗透压及酸碱平衡，故老年人易发生脱水、浮肿等现象。又因老年人对口渴不敏感，故补充充足的水分十分必要。钙易沉着于软组织和动脉，引起硬化。除摄入量不足外，老年人的钙的生物利用率降低，加上调控钙代谢的甲状旁腺素和维生素 D 合成不足，使之更容易缺钙，导致骨质减少而发生骨质疏松症和骨折。老年人的钙和维生素 D 的需要均应增加。

6. 维生素代谢

因能量代谢降低，相关的维生素 $B_1$、维生素 $B_2$、烟酸并不需增加，但与抗氧化有关的维生素 A（含胡萝卜素）、维生素 C、维生素 E 均应增加，体内抗氧化防御系统因衰老而减弱，使老年易患动脉粥样硬化、癌症、白内障等氧化损伤引起的疾病。最近又证明维生素 $B_6$、维生素 $B_{12}$、叶酸与同型半胱氨酸代谢的有关酶密切相关，而血中同型半胱氨酸增高是动脉粥样硬化的危险因素，供给充足的维生素 $B_6$、维生素 $B_{12}$、叶酸可防止同型半胱氨酸的增高。老年人胃液 pH 增高，尤其有萎缩性胃炎者，使维生素 $B_6$ 和维生素 $B_{12}$ 的生物利用率降低，故而保证这些维生素的摄入十分重要。

### (三) 老年人的营养需求

老年人在身体组成、生理功能与营养代谢方面均有其特点，对营养需要亦有其特殊性。

1. 能量的需求

老年人体力渐衰，活动量减少，热量消耗也随之降低，因此老年人的热量供给量应适当减少，一般60~75岁的老人热量需求比成人减少10%，75~80岁老人热量需求比成人需求减少20%左右，以控制在1700~2400千卡为宜。老年人热量摄入过多，容易发胖，肥胖不仅是高血压、心血管疾病和糖尿病的诱因，而且病死率也高，因此膳食应注意供给适当的热能，保持健康体重。

2. 蛋白质的需求

老年人对蛋白质的数量需求不高，但要求优质蛋白质的摄入量比例应占总蛋白质摄入量的50%左右。因为老年人的体内代谢过程以分解代谢为主，需要较为丰富和优质的蛋白质来补偿组织蛋白的消耗，还要注意补充各种必需的氨基酸，因此应食用牛奶、蛋类、豆及豆制品、瘦肉、鱼、虾等。老年人摄入的蛋白质应按每日1g/kg体重计，如60kg体重的人，约需摄入60g蛋白质。老年人蛋白质的摄入量一定要适量，既不能少，也不宜过多。过多的蛋白质会加重老年人消化功能和肾脏功能的负担，如果进食过多蛋类、动物内脏，又会增加体内胆固醇，对健康不利。

3. 碳水化合物的需求

碳水化合物易于消化吸收，是老年人热量的主要来源。应多食用多糖类食物，如蜂蜜、水果、蔬菜等；少食用双糖类食物，如蔗糖、麦芽糖等，因为这类碳水化合物可使血脂升高，引起高血脂症和肥胖。在正常情况下，碳水化合物在总热量中占的比例约为60%是适宜的，每日膳食中应供给300~350g（供给量应根据个体特点而做适当调整）。同时，老年人的膳食中应注意供给一定量的纤维素和果胶，这两种不被吸收的碳水化合物能刺激肠道蠕动，起到预防老年性便秘的作用。膳食纤维还能改善肠道菌群，使食物容易被消化吸收。近年的研究还说明，膳食纤维尤其是可溶性纤维对血糖、血脂代谢都有改善作用，这些功能对老年人特别有益。随着年龄的增长，非传染性慢性病如心脑血管疾病、糖尿病、癌症等的发病率明显增加，膳食纤维还有利于这些疾病的预防。

4. 脂肪的需求

老年人由于胆汁分泌量减少，脂酶活性降低，从而使得脂肪代谢减慢，消化脂肪能力下降，血脂偏高，因此要严格控制脂肪的摄入。适量的脂肪可促进维生素 A 和胡萝卜素的吸收，但过多的脂肪，不利于心血管系统、消化系统及肝脏。要尽量选用含不饱和脂肪酸较多的脂肪，而减少膳食中饱和脂肪酸和胆固醇的含量，也就是多吃花生油、豆油、菜油、玉米油等植物油，而少吃猪油、酥油等动物性脂肪。

5. 维生素的需求

维生素在老年人的膳食中占有极为重要的地位，不少老年性疾病的发生与维生素摄入不足有关，特别是水溶性 B 族维生素和维生素 C，脂溶性维生素 D 和维生素 E。其中维生素 E 是抗氧化维生素，在人体抗氧化功能中起着重要的作用。老年人抗氧化能力下降，患非传染性慢性病的危险增加，故从膳食中摄入足够量的抗氧化营养素十分必要，应多食新鲜绿叶蔬菜和各种水果，以及粗粮、鱼、豆类及牛奶。

6. 无机盐的需求

无机盐类在人体内参与许多主要的生理活动，合理供给老年人身体需要的无机盐，对他们的健康长寿也有着不可低估的重要意义。老年人对钙的利用和贮存能力降低，易发生钙的负平衡，长期持续性负钙平衡是老年人骨质疏松发病率增加的一个重要原因，女性更为明显。除坚持适当的运动之外，多接受日光照射，经常保证食物钙的摄入量（每日至少摄入 600mg 钙），对预防骨质疏松甚为有益。牛奶含钙量丰富且易吸收，是老年人摄取钙盐的较好食品。对于钠盐，老年人应适当限制，通常每日食盐摄入量以 5~6g 为宜，不得超过 8g。钾主要存在于细胞内液，老年人分解代谢常大于合成代谢，细胞内液减少，体钾含量常减少。所以应保证膳食中钾的供给量，每日 3~5g 即可满足需要。瘦肉、豆类和蔬菜富含钾。另外某些微量元素，如锌、铬对维持正常糖代谢有重要作用。

7. 水分的需求

肾脏功能的衰退是自然老化的现象，故老年人血液中尿素氮往往比年轻人高，但许多老年人因为有尿频和尿失禁的问题，便会减少水分的摄取，殊不知这会使肾脏不易排除体内代谢所产生的废物。而且老年人的结肠、直肠的肌肉萎缩，排便能力较差，再加之肠道中黏液分泌减少，细胞内液减少、萎缩，以致大便容易秘结。故老年人的膳食中要有充足的水分,一般认为饮水量可控制在每日2000毫升左右,因此多样化的汤、羹是不可缺少的。应尽量在白天多喝水,以利肾脏发挥清除作用,又不影响夜间正常的睡眠。由于以上生理需要,老年人需补充足够的营养,同时良好饮食习惯的养成,也是身体健康的基本保证。根据老年人的生理特点,少食多餐的饮食方法较为适宜,暴饮暴食有害无益。不宜过饥过饱,每餐以七分饱为适合,进餐时要细嚼慢咽。饭菜要力求做到色、香、味、形俱佳,富有营养。因老年人咀嚼、消化能力稍差,烹调时应切碎煮烂,使其柔软。饮食温度要适宜,过粘、过甜、过酸、过咸、过于油腻或油炸的食物不宜食用。

（三）老年人的膳食结构分析

营养膳食调查是运用科学手段了解某一人群或个体的膳食和营养水平,以此判断其膳食结构是否合理和营养状况是否良好的重要手段。我国自1959年开始首次居民营养膳食调查以来,已经成功开展了五次调查。2010—2012年,第五次营养调查结果显示,我国老年人群膳食结构发生了明显的变化。

1. 主 食

首先,从主食种类看,以大米为主食的老年人所占比例最高,为68.2%。其中以杂粮为主食的老年人中身体健康的比例为78.6%,以大米、面粉为主食的老年人中身体健康的比例分别为76.3%、71.9%。这说明杂粮对老年人健康更有益。主要是因为杂粮富含膳食纤维、维生素和矿物质等,能为身体补充多种营养,比如维生素$B_1$在碳水化合物、脂肪和蛋白质代谢中起着重要作用,有助于提高老年人的御寒能力。杂粮中表皮为红色、紫色、黑色的食物富含花青素,表皮为黄色的食物能补充类胡萝卜素。其次,从老年人主食摄入量看,65～69岁健康老人主食摄入量最多,平均为380g/天,随年龄增加主食摄入量减少并随健康状况下降而衰减。

2. 新鲜蔬菜、水果

新鲜蔬菜和水果主要为人体提供维生素、矿物质和植物化学物质。食用新鲜蔬菜、水果与老年人健康密切相关。每天食用新鲜水果的老年人中身体健康的比例为81.4%,经常食用新鲜水果的老年人中身体健康的比例为83.8%,有时食用、很少及从不吃水果的老年人中身体健康的比例分别为76.8%和63.6%。每天或经常食用新鲜水果对老年人身体更为有益。

3. 畜禽、水产类

畜禽肉类食物是蛋白质、脂肪、维生素A、B族维生素和矿物质的良好来源。但是，脂肪摄入过多会导致肥胖，同时也可增加一些慢性非传染性疾病的患病风险。每周至少吃一次肉类、鱼等水产品的老年人中身体健康的比例最高，依次为78.3%、80.5%。2010—2012年中国居民营养与健康状况调查结果显示，中国65岁及以上老年居民畜禽类食物平均摄入量为42.0g/d，其中畜类平均摄入量为33.0g/d，禽类平均摄入量为3.3g/d，畜类摄入量高于禽类。按经济水平将全国分为大城市、中小城市、普通农村和贫困农村四类地区。这四类地区居民每日畜类食物平均摄入量分别为50.0g/d、35.4g/d、28.6g/d、19.7g/d，每日禽类食物平均摄入量分别为6.0g/d、3.3g/d、2.7g/d、1.8g/d。与膳食指南的推荐摄入量比较，我国65岁及以上居民禽畜类摄入超过推荐量的人口达到41.0%。

2010—2012年我国60岁及以上老年人群水产类食物消费量中位数为12.1g/d。以大城市60~70岁男性水产类食物日均消费量最高，中位数达31.5g/d。老年人群水产类食物消费量低于推荐量。我国老年人群水产类食物消费量普遍偏低。

4. 蛋奶类

蛋类是优质蛋白质的来源之一。2010—2012年我国65岁及以上老年居民蛋类摄入量为25.7g/d，大城市、中小城市、普通农村、贫困农村老年居民蛋类摄入量分别为36.9~50.0g/d、21.4~28.6g/d、14.3~21.4g/d和17.1~21.4g/d。按照《中国居民膳食指南》（2016版）提出的蛋类食物膳食摄入量的40g/d作为标准，65岁及以上居民蛋类摄入量达到推荐量的人数的比例仅为35.53%，其中城市居民达标比例为23.2%，农村居民达标比例仅为12.4%。

2010—2012年中国老年人奶类摄入量为32.7g/d。与2002年相比，我国老年居民奶类摄入量明显下降，下降幅度为5%~43%，特别是城市60~69岁男性下降最为明显。我国老年人达到膳食指南推荐量（300g/d）的人数仅占1.2%。中国老年人奶类摄入仍然呈现严重不足并有持续下降的趋势。

5. 食盐和食用油

食盐摄入量与高血压关系密切。2010—2012年我国60岁及以上老年人平均每日食盐摄入量为8.8±6.8g/d。大城市、中小城市、普通农村和贫困农村老年人食盐摄入量分别为7.3±5.8g/d、8.6±6.6g/d、9.9±6.9g/d和10.1±7.9g/d。

老年人食盐摄入量与 2016 版《中国居民膳食指南》中食盐推荐量相比，仅有 37.7% 的老年人食盐摄入量在 6g 以下，41.0% 摄入水平在 6~11g，仍有高达 21.4% 的老年人食盐摄入量高于 12g。老年人由于味觉反应相对迟钝，随年龄增加食盐摄入量大于 6g 的比例逐渐增加，老年人更应该注重限制食盐摄入量。

从食用油看，我国老年人以食用植物油为主，以食用植物油为主的老年人占 84%，以食用猪油为主的老年人占 15%，以食用芝麻油、其他动物油为主的老年人仅占 1%。以食用植物油为主的老年人中身体健康的比例为 82.5%，比以食用猪油为主的老年人中健康比例高出 2 个百分点，表明食用植物油更有益于老年人健康。

综上，我国老年人谷类食物摄入量减少，动物性食物、奶类摄入量有所增加，以农村变化更明显，但是奶类摄入量仍远远达不到推荐摄入量。烹调油、盐的消费量明显增加，膳食不平衡的状况依然存在。

（四）老年人的膳食指南

《中国居民膳食指南》是以营养学原则为基础，结合本国或本地的实际情况，以促进合理营养、改善健康状况为目的，为国民明智而可行地选择食物、调整膳食提出的指导性意见。2016 年 5 月，中国营养学会公布了最新版《中国居民膳食指南》。针对老年人的生理特点和营养需求，新版《中国居民膳食指南》中关于老年人膳食的关键推荐有以下几点。

1. 少量多餐细软，预防营养缺乏

食物多样，制作细软，少量多餐，预防营养缺乏。不少老年人牙齿缺损，消化液分泌和胃肠蠕动减弱，容易出现食欲下降和早饱现象，造成食物摄入量不足和营养素缺乏，因此老年人膳食更应注意合理设计、精准营养。对于高龄老人和身体虚弱以及体重出现明显下降的老人，应特别注意增加餐次，除三餐外可增加两到三次加餐，以保证充足的食物摄入。食量小的老年人，应注意在餐前和餐时少喝汤水，少吃汤泡饭。对于有吞咽障碍和 80 岁以上的老人，可选择软食，进食中要细嚼慢咽，预防呛咳和误吸；对于贫血或钙和维生素 D、维生素 A 等营养缺乏的老年人，建议在营养师和医生的指导下，选择适合自己的营养强化食品。

2. 主动足量饮水，积极户外活动

老年人身体对缺水的耐受性下降，要主动饮水，每天的饮水量达到 1500~

1700mL，首选温热的白开水。户外活动能够更好地接受紫外光照射，有利于体内维生素 D 合成，延缓骨质疏松的发展。一般认为老年人每天应在户外锻炼 1～2 次，每次 1 小时左右，以轻微出汗为宜；或每天至少步行六千步。注意每次运动要量力而行，强度不要过大，运动持续时间不要过长，可以分多次运动。

3. 延缓肌肉衰减，维持适宜体重

骨骼肌肉是身体的重要组成部分，延缓肌肉衰减对维持老年人活动能力和健康状况极为重要。延缓肌肉衰减的有效方法是吃动结合，一方面要增加摄入富含优质蛋白质的瘦肉、海鱼、豆类等食物，另一面要进行有氧运动和适当的抗阻运动。老年人体重应维持在正常稳定水平，不应过度苛求减重，体重过高或过低都会影响健康。从降低营养不良风险和死亡风险的角度考虑，70 岁以上的老年人的 BMI 应不低于 20kg/m$^2$ 为好。血脂等指标正常的情况下，BMI 上线值可略放宽到 26kg/m$^2$。

4. 摄入充足食物，鼓励陪伴进餐

老年人每天应至少摄入 12 种及其以上的食物。采用多种方法增加食欲和进食量，吃好三餐。早餐宜有 1～2 种及以上主食、1 个鸡蛋、1 杯奶，另有蔬菜或水果。中餐、晚餐宜有 2 种以上主食、1～2 个荤菜、1～2 种蔬菜、1 个豆制品等。饭菜应色香味美、温度适宜。老年人应积极主动参与家庭和社会活动，主动与家人或朋友一起进餐或活动，积极快乐享受生活。适当参与食物的准备与烹饪，通过变换烹饪方法和食物的花色品种，烹制自己喜爱的食物，提升进食的乐趣，享受家庭喜悦和亲情快乐。对于孤寡、独居老年人，建议多结交朋友，或者去集体用餐地点（社区老年食堂或助餐点、托老所）用餐，以增进交流，促进食欲，摄入更多丰富食物。对于生活自理有困难的老年人，家人应多陪伴，采用辅助用餐、送餐上门等方法，保障其食物摄入和营养状况。家人应对老年人给予更多的关心和照顾，多陪伴交流，关注其饮食和体重变化，及时发现和预防疾病的发生和发展。

### 三、老年人常见疾病与营养

（一）骨质疏松

骨质疏松症是以骨量减少、骨微观结构退化为特征，致使骨的脆性及骨折危险性增加的全身性骨骼疾病。骨质疏松症已成为威胁老年人健康和生命的一个重要公共卫生问题。

1. 分类与流行病学

根据病因可将骨质疏松症分为原发性骨质疏松症、继发性骨质疏松症和特发性骨质疏松症3类。

人的一生一直不断存在骨形成和骨吸收两个过程，大约从43～45岁开始，骨吸收逐渐大于骨形成，骨质将以每年0.2%～0.5%的速率减少，女性在更年期前后10年内以2%～5%高速率丢失，之后则与男性一样，以0.2%～0.5%的速率丢失骨质至终身。骨质疏松症发病率随年龄增加而呈指数上升，50～54岁男性发病率为0.4%，85～89岁上升为29.1%，女性则由5.1%上升为60.5%。据估计，全世界骨质疏松症人数约为6320万，占总人口的5.6%。

骨质疏松症的发病病因复杂，既有营养因素，也有内分泌、体力活动、药物等其他因素。

2. 骨质疏松症的营养因素

（1）钙：随着年龄的增长，老年人由于钙摄入不足、吸收障碍及丢失增加，会出现程度不同的低钙血症，导致甲状旁腺素继发性升高，从而导致骨吸收和骨钙释出，加速骨质丢失。流行病学调查显示，钙摄入与骨折发生率呈负相关，膳食补钙可降低老年人骨质丢失和骨折发生率。

（2）维生素D：维生素D是调节机体钙磷代谢的重要维生素。维生素D能促进肠道中钙的吸收，减少钙磷从肾脏排出，并能促进钙在骨骼中的沉积。老年人户外活动减少及肾脏功能降低，这可能是导致老年人骨质疏松症的重要原因之一。老年人保证充足的维生素D是十分必要的。

（3）磷：研究表明，膳食中高磷可降低肠道对钙的吸收。高磷低钙膳食对于骨质增长期儿童、青少年可能会妨碍其骨质的正常生长发育，所以，儿童和老年人体内的钙磷比值以不超过1:2为宜。

（4）蛋白质：研究表明，大量蛋白质摄入可使尿钙排出量增加，每增加1g蛋白质摄入，尿钙排出其增加10mg左右。高蛋白导致钙丢失的机制还不清楚，可能与含硫氨基酸分解产物硫酸根排出增多有关，降低含硫氨基酸可以明显减少尿钙的排泄。

（5）脂肪：膳食中的脂肪酸可与钙结合形成不溶性钙皂而妨碍钙的吸收。

（6）膳食纤维：膳食纤维能在肠道中与钙结合而妨碍钙的吸收。

（7）其他饮食因素：膳食中含有大量草酸、植酸时，能与钙形成不溶性钙盐，可影响钙的吸收。

3. 预防与治疗的营养措施

预防骨质疏松症重点应放在建立和保持骨质峰值，延缓骨质丢失速率上。因此，在儿童、青少年时期就应注意平衡膳食，保证充足的钙摄入，建立较高的骨质峰值。饮食治疗对已出现的骨质疏松症的恢复没有明显效果，但对病情的发展有减缓作用；治疗原则也是平衡膳食，供给充足的钙和维生素 D。

（二）肥　胖

肥胖是指人体组织脂肪过量储存，脂肪细胞数目增多或和体积增大，使体重超过了标准体重的20%以上。肥胖患者体重增加，但超重不一定全是肥胖。

我国肥胖人数日益增多，肥胖已经成为不可忽视的、严重威胁国民健康的危险因素。老年人作为一个特殊的人群，活动量减少，加之相对年轻人而言，老年人缺乏控制体重的迫切愿望等原因，肥胖发生率也在上升。

1. 肥胖发生的原因及分类

（1）内因：内因是指遗传因素。有研究报道，肥胖大约有40%～70%由遗传因素决定，环境因素占60%以上。肥胖病中有少部分是由遗传因素起决定作用的，而大多数是遗传因素和环境因素相互作用所致。

（2）外因：外因即为影响肥胖发生的外部社会环境因素。随着社会的发展和生活水平的不断改善，人们高能量食物摄入明显增加，而活动却明显减少，能量摄入大于能量消耗，能量转变成脂肪在体内储存，长期如此就会导致肥胖。此外，心理因素对肥胖发生也有一定影响。

（3）分类：按发生原因，肥胖可分为遗传性肥胖、继发性肥胖和单纯性肥胖3大类。

2. 肥胖的危害

大量研究表明，肥胖与糖尿病、高血压、高脂血症、高尿酸血症、癌症、月经异常等很多疾病有明显的关系，并可增加死亡的风险。

肥胖对中老年人的危害是多方面的，可导致低换气综合征、心血管系统症候群、内分泌代谢紊乱等各种临床表现。肥胖与死亡率有明显的关系，特别是上半身性肥胖死亡率最高。

3. 肥胖的营养治疗

（1）控制总能量摄入量：肥胖患者应减少能量摄入，但减少能量必须以保证人体能从事正常活动为原则。膳食供能必须低于机体耗能量，成年肥胖者每天负荷 500kcal 左右，一般每天摄入能量控制在 1000kcal 左右，但不能低于 800kcal，否则会对健康造成损害。

除控制总能量外，还应调整 3 个产能营养素的供应比例。应保证充足蛋白质摄入，蛋白质应占总能量的 25%；限制碳水化合物摄入，碳水化合物摄入占总能量的 65%，要严格控制低分子糖类摄入及晚餐后和睡前的碳水化合物摄入；应严格控制脂肪的摄入，脂肪供能占总能量的 10%，无论有无心血管疾病和高胆固醇血症，外源性胆固醇摄入量应低于每天 300mg。

（2）增加能量消耗：肥胖病人由于身体不便，不适宜进行高强度运动，但应坚持长期低强度体力活动，如骑自行车、散步等，增加能量消耗。

（3）其他措施：对于严重肥胖者，可采用中西医治疗方法进行药物或手术治疗。

（三）高血压

高血压是一种严重危害人体健康和生命的常见病、多发病。它是指以体循环动脉血压增高为主要特征，常伴有心、脑、肾和视网膜功能性或器质性改变的全身性疾病。据 2012 年的调查结果显示，我国 60 岁及以上老年人高血压患病率为 66.9%，且随年龄增长而增加。尽管高血压患病率高，但是高血压控制率却很低。

1. 影响原发性高血压的膳食因素

（1）钠：食盐的摄入与高血压显著相关，食盐摄入多的地区高血压的发病率也高；限制食盐的摄入则可降低高血压的发病率和高血压患者的血压。钠盐的摄入不仅可导致钠水潴留，而且会增强外周血管阻力和心输出量，从而导致血压升高。

（2）钾、钙、镁：与钠盐相反，钾离子具有降低血压的作用。低钠高钾膳食具有较明显的降压作用，这可能与钾离子能舒张血管、利尿、激活钠泵等作用有关。流行病学调查显示，高血压患者钙、镁摄入量明显低于血压正常者，不饮牛奶的人群高血压发病明显高于饮用牛奶者。钙与血管的收缩和舒张有关，镁能使外周血管扩张。

（3）肥胖：肥胖与高血压呈明显的正相关。体重超出标准体重10%，血压将会升高6.6mmHg，而控制能量、减轻体重，则会降低血压；体重减轻9.2kg可使收缩压降低6.3mmHg，舒张压降低3.1mmHg，减轻体重已成为降低血压的重要措施。

（4）脂肪：饱和脂肪酸能使血压升高，而不饱和脂肪酸则可降低血压。如高血压再合并高脂血症，则患冠心病的危险性显著性增加。

（5）烟、酒、咖啡和茶：吸烟能使血管痉挛，损伤血管内皮，导致血压升高，并显著增加患冠心病的危险性。而饮酒则与量的关系密切，适量饮酒能使血管扩张，促进血液循环，少量饮酒者的血压比绝对禁酒者要低，对减少冠心病的危险性有利。但是，大量酒精具有收缩血管作用，能使血压升高，增加脑卒中、心衰的危险性。

2. 原发性高血压的营养防治

原发性高血压的营养防治原则是：低钠盐、低能量、低饱和脂肪酸，限制饮酒，增加钾、钙、镁和优质蛋白质摄入。控制体重、限制钠盐摄入量和限制饮酒则是高血压治疗的基础。

（1）控制体重：对于肥胖和超重的高血压患者，限制能量摄入、增加体力活动、控制体重是一项重要的措施。肥胖患者高血压患病率是正常体重者的1.9倍，控制体重可使高血压发病率降低28%~40%。

（2）限制食盐摄入量：高钠盐是高血压病的一个重要危险因素。培养少盐、清淡饮食习惯对于预防和治疗高血压具有重要意义。轻度高血压患者食盐摄入量应低于每天5g，中度高血压患者应低于每天3g。

（3）增加钾、钙、镁和优质蛋白质摄入：适量增加钾的摄入量，有利于钠、水的排出，对高血压有预防和治疗作用。补钙、增加镁的摄入有利于血压的降低，应增加奶类、豆类摄入。鱼类蛋白质含有丰富的蛋氨酸和牛磺酸及不饱和脂肪酸，可降低高血压和脑卒中发病率。

（4）限制脂肪摄入，保持良好的脂肪酸比例：高血压患者脂肪摄入量应占总能量的25%以下，尤其是应限制饱和脂肪酸的摄入，使饱和脂肪酸、单不饱和脂肪酸及多不饱和脂肪酸的比例为1:1:1。

(5) 其他：禁烟是预防高血压的重要措施。如饮酒应适量，高血压患者最好不要饮酒；适量饮茶有一定的利尿和降压作用。

（四）冠心病

1. 冠心病的营养相关因素

流行病学研究显示，冠心病有许多危险因素，其中高脂血症（特别是高胆固醇血症）、高血压和吸烟是公认的主要危险因素，而糖尿病、遗传因素、肥胖也是冠心病的重要危险因素。

(1) 脂类：动脉粥样硬化斑块的主要成分是胆固醇。高胆固醇血症是冠心病的重要危险因素，膳食中胆固醇摄入过高可使血液中胆固醇含量升高。膳食中的脂肪酸种类对冠心病的发生也有重要影响。饱和脂肪酸、反式脂肪酸能升高血液中胆固醇含量，而单不饱和脂肪酸、多不饱和脂肪酸具有降低血胆固醇和减少血小板聚集作用。

(2) 能量：能量过剩会引起肥胖和超重。肥胖患者往往血脂偏高，心脏负荷加重，外周血管阻力增加，且胰岛素敏感性降低又能促进甘油三酯合成，易诱发心绞痛，因此肥胖是冠心病的重要危险因素之一。冠心病发病与总能量摄入呈正相关。

(3) 碳水化合物：膳食中碳水化合物种类和数量对血脂有较大影响。调查发现，冠心病与食糖摄入量呈正相关；蔗糖、果糖摄入过多可使血甘油三酯水平增高，高甘油三酯血症易诱发心绞痛，使冠心病病人的病情加重。但膳食纤维能降低血胆固醇，膳食纤维的摄入量与冠心病呈负相关。

(4) 蛋白质：这方面的研究较少，但动物试验中发现，高动物蛋白质摄入可促进动脉粥样硬化形成。动物蛋白质摄入过多时，往往伴有饱和脂肪酸和胆固醇摄入增加，冠心病患者不宜摄入过多的动物蛋白。

(5) 维生素：研究证实，维生素 E 具有抗氧化损伤、改善冠状动脉供血、降低心肌消耗和抗血小板聚集作用，维生素 E 对预防动脉粥样硬化和冠心病有直接作用。维生素 C 也具有抗氧化、降低血胆固醇、保护血管壁结构和功能的作用，有利于心血管疾病的防治。

(6) 矿物质：镁对于维持心肌正常结构、功能和代谢有重要作用，缺镁易发生血管硬化和心肌损害；补钙可降低血液胆固醇水平；过量的铁可引起心肌损伤、心律失常和心衰；碘可减少胆固醇在动脉壁中的沉着。

（7）烟、酒、咖啡和茶：吸烟损害血管内皮，引起血管痉挛，促进血小板聚集及引起脂质代谢紊乱，是冠心病的重要危险因素。少量饮酒可增加高密度脂蛋白浓度，但过量饮酒则会导致血脂升高并诱发心绞痛；咖啡和浓茶也会诱发心绞痛。

2. 冠心病的营养防治

（1）限制饱和脂肪酸和胆固醇摄入：膳食中脂肪摄入总量应在总能量的30%以下，饱和脂肪酸、单不饱和脂肪酸、多不饱和脂肪酸的比例以 1:1:1 为宜。高胆固醇血症患者应进一步降低饱和脂肪酸的摄入。胆固醇是冠心病的物质基础，应降低外源性胆固醇摄入，少吃动物的脑、肝、肾等内脏和蛋黄、鱼子类食物。外源性胆固醇摄入量应低于每天 300mg，高胆固醇血症患者应低于每天 200mg。

（2）控制能量和体重：能量摄入以维持理想体重为原则，肥胖者应减少能量摄入，减轻体重。

（3）适当的碳水化合物：过量碳水化合物易升高血中甘油三酯含量，特别是应控制精糖的摄入。

（4）动植物蛋白质合理调配：蛋白质摄入量占总能量的12%左右。应增加豆类蛋白质摄入，适量减少动物类蛋白质摄入。

（5）多吃蔬菜、水果和菌藻类食物：蔬菜、水果和菌藻类食物中含有大量的膳食纤维、维生素、矿物质，还富含有一些具有抗氧化作用的功能成分，对防治冠心病有益。

（6）限制钠盐：高血压是冠心病的重要危险因素，限制钠盐摄入对于防治冠心病有益。

（7）禁烟，少饮酒，适量饮茶：禁烟是预防和治疗冠心病的重要措施。适量饮酒对降低冠心病发病率和死亡率有利，但大量饮酒可引起血脂升高、心律紊乱和心肌损害。茶中含有茶多酚等降血脂、抗氧化成分，可经常适量饮用，但不宜饮用浓茶。

（8）良好的膳食制度：应定时定量进餐和少食多餐，可以避免加重心脏负荷、维持血脂稳定，晚餐要清淡。据报道，6%以上的冠心病患者可因饱餐而诱发急性心肌梗塞。

(五) 糖尿病

糖尿病是一种内分泌代谢疾病，也是一种严重影响人类健康和生命的常见病、多发病。它是由于患者体内胰岛素分泌量绝对不足或胰岛素效应差，而引起以糖代谢紊乱为主要症状的一种全身性疾病。糖尿病人血液和组织液中葡萄糖不能有效进入细胞内被氧化利用，导致机体代谢紊乱，血糖升高，糖从尿中排出，患者出现多饮、多食、多尿而体重减轻的"三多一少"典型症状。除糖代谢紊乱外，患者同时出现脂肪、蛋白质、水及电解质代谢紊乱，并出现许多器官组织损害和并发症。糖尿病严重危害人体健康，目前还不能根治，是全世界的一个主要公共卫生问题。糖尿病发病率高，且每年还在呈递增趋势。糖尿病不仅严重降低病人的生活质量，还给个人、家庭和社会带来沉重的经济和精神负担。

1. 糖尿病的分类

（1）Ⅰ型糖尿病：Ⅰ型糖尿病又称为胰岛素依赖型糖尿病（IDDM），患者体内胰岛素分泌绝对不足，血浆胰岛素水平低于正常下限。这类患者必须依赖外源性胰岛素治疗，易发生酮症酸中毒。患者多有糖尿病家族史，起病急，症状较重，多见于儿童和青少年。

（2）Ⅱ型糖尿病：Ⅱ型糖尿病又称为非胰岛素依赖型糖尿病（NIDDM），是糖尿病中最常见类型，约占糖尿病人总数的90%以上，表现为体内胰岛素分泌正常或不足，机体组织对胰岛素反应低下，胰岛素效应差。多见于成年人、老年人。起病隐匿，症状较轻或无症状，一般不需要胰岛素治疗。

（3）其他类型：包括妊娠期糖尿病、感染性糖尿病、药物及化学制剂引起的糖尿病和胰腺疾病、内分泌疾病伴发的糖尿病等。

2. 危险因素

（1）饮食因素：饮食是影响糖尿病发病的一个重要因素。能量摄入多而消耗少，脂肪摄入过多，膳食纤维、维生素和矿物质摄入过少等与糖尿病发病有关。大多数Ⅱ型糖尿病患者伴有肥胖，研究表明，超过理想体重50%者比体重正常人群糖尿病发病率高12倍。

（2）遗传因素：糖尿病具有遗传倾向。调查发现，糖尿病亲属的发病率比非糖尿病亲属高17倍。糖尿病具有家族遗传易感性，它本身并非是遗传病，而是增加了易感性。遗传对糖尿病发病有明显的影响。

(3) 生理病理因素：年龄增大、妊娠、感染、高血脂、高血压、肥胖等与糖尿病发病有关。

(4) 社会环境因素：研究表明，糖尿病与生活富裕、体力活动减少、压力增大、应激增多等有关。有人认为，由于以前长期营养膳食供应不足，人体对此产生了适应，而在以后生活水平大为改善时易诱发糖尿病。

3. 营养因素对糖尿病的影响

饮食因素与糖尿病发病有密切关系，而糖尿病患者由于代谢紊乱又影响营养物质代谢。

(1) 能量：肥胖是糖尿病的一个重要危险因素。能量过剩时则可转变为脂肪储存而导致肥胖。肥胖患者多有内分泌代谢紊乱，特别是机体组织对胰岛素敏感性降低，易患糖尿病。

(2) 碳水化合物：碳水化合物被消化酶分解为葡萄糖后可被迅速吸收，血糖上升则促进胰岛素分泌，从而维持血糖稳定。当碳水化合物摄入过多、血糖长期处于较高状态时，一方面可导致肥胖，使机体对胰岛素敏感性降低，另一方面则加重胰腺分泌负担，导致胰腺功能障碍，最终诱发糖尿病。碳水化合物由于结构不同，其升血糖指数也不同。升血糖指数越大的糖类，能较快升高血糖，对胰腺的刺激也越大。

(3) 脂肪：脂肪是高能量物质，脂肪摄入较多时则会在体内以脂肪形式储存导致肥胖，并可导致高脂血症。高脂血症可诱发胰岛素抵抗，是糖尿病发病的一个重要因素。糖尿病病人脂肪代谢会出现异常，体脂大量被分解，导致高脂血症和酮症酸中毒，患者易出现动脉粥样硬化。糖尿病患者有50%以上死于冠心病。

(4) 蛋白质：蛋白质摄入与糖尿病发病关系还不明确，但蛋白质也是一种供能营养素，可在体内转变为脂肪储存或异生为糖，蛋白质代谢不平衡时，也可引起胰岛素分泌的变化。糖尿病患者体内蛋白质分解亢进，合成减少，呈负氮平衡，患者出现消瘦、乏力、抵抗力下降症状。

(5) 矿物质和维生素：目前对矿物质和维生素与糖尿病关系的研究报告不多。研究发现膳食中补充三价铬对糖尿病有积极预防作用，三价铬是葡萄糖耐量因子的主要组成成分，也是胰岛素的辅因子，可促进葡萄糖利用，改善糖耐量。锌能协助葡萄糖在细胞膜上转运。维生素在体内的重要功能是调节机体代谢，糖尿病患者体内物质代谢紊乱，补充 B 族维生素和维生素 C 对改善糖尿病人代谢和预防一些并发症具有一定意义。

（6）膳食纤维：膳食纤维不能为机体吸收利用，但可缓解胃排空和减少糖吸收，从而降低餐后血糖，改善葡萄糖耐量。膳食纤维摄入减少与糖尿病发病可能有一定联系。

3. 糖尿病的营养治疗

糖尿病的综合治疗原则是：饮食治疗、运动治疗、糖尿病教育与心理治疗、药物治疗和病情监测。其中，饮食治疗对糖尿病控制最为重要。无论何种类型的糖尿病，采用何种治疗措施，都必须长期坚持饮食治疗。糖尿病营养治疗的目的是通过合理饮食调配减轻胰岛 β-细胞负担，改善症状，防止和延缓各种并发症的发生和发展，增强患者体质和抵抗疾病能力，提高患者生活质量。营养治疗的总原则为：因人而异，合理饮食结构并持之以恒。对于轻症患者采用单纯饮食控制即可达到控制血糖的目的。营养治疗可减少口服降糖药的剂量，对有效控制血糖具有重要意义。

（1）合理控制总能量：合理控制总能量摄入是糖尿病饮食治疗的最基本原则。应根据病人的年龄、标准体重、生理条件和工作性质、劳动强度确定合理的能量摄入；能量的供给量以能维持或略低于理想体重为宜。对于肥胖者，应减少能量摄入，每天能量摄入控制在 1200kcal 以内，使体重逐渐降至理想体重或理想体重 ±5% 的范围内。对于儿童、孕妇、乳母、营养不良及消瘦患者，能量摄入量可适当增加 10%~20%，以适应患者的生理需要和适当增加体重。

表 5-1　成年糖尿病患者每日能量供给量（kcal/bw）

| 体　型 | 卧　床 | 轻体力劳动 | 中体力劳动 | 重体力劳动 |
| --- | --- | --- | --- | --- |
| 消瘦 | 20~25 | 35 | 40 | 45~50 |
| 正常 | 15~20 | 30 | 35 | 40 |
| 肥胖 | 15 | 20~25 | 30 | 35 |

注：年龄超过 50 岁后，每增加 10 岁，应酌情减少 10% 左右。

（2）碳水化合物：在合理控制总能量的基础上，应保证碳水化合物的摄入，选用高分子碳水化合物。目前主张碳水化合物占总能量的 60% 左右。在控制总能量的基础上，适当提高碳水化合物摄入量可改善机体糖耐量、提高胰岛素敏感性、减少酮症酸中毒的发生。在碳水化合物的种类选择上，应尽量选择升血糖指数低的碳水化合物。在常用主食中，面食的血糖值数和吸收率比米饭低，而粗粮和豆类又低于米面，因此糖尿病人应适当增加粗粮和面食比例。此外，进食速度、膳食纤维、脂肪含量、消化功能等因素也会影响血糖指数。

（3）脂肪：心脑血管病及高脂血症是糖尿病人常见的并发症。糖尿病人的脂代谢也发生紊乱，高脂饮食可引发和加重高脂血症，继而导致脂肪肝、心脑血管病变、高血压等并发症，并增加酮症酸中毒机会。

糖尿病人应控制脂肪和胆固醇的摄入，尤其是饱和脂肪酸不宜摄入过多。糖尿病人脂肪摄入占总能量的 20%～30%，其中饱和脂肪酸比例应少于 10%。由于糖尿病人的抗氧化能力减弱，不饱和脂肪酸比例也不能太高，一般认为多不饱和脂肪酸、单不饱和脂肪酸和饱和脂肪酸比例以 1∶1∶1 为宜，每天胆固醇摄入应低于 300mg，有高脂血症者应低于 200mg，糖尿病患者应避免摄入动物的脑、肝、肾、肠等内脏和鱼子、蛋黄等高胆固醇食物。

（4）蛋白质：糖尿病患者体内糖异生作用增强，蛋白质分解增加，易出现负氮平衡。因此可适当增加蛋白质的摄入。目前主张蛋白质可占总能量的 12%～15%；对于孕妇、儿童、营养不良及患有消耗性疾病病者，在肝肾功能允许的情况下，蛋白质可占总能量的 20%。但对于有明显的氮质血症者，应限制蛋白质的摄入。在蛋白质的来源方面，要求有 1/3～1/2 为优质蛋白质。

（5）膳食纤维：膳食纤维对糖尿病具有良好的防治作用，它不仅可以改善糖代谢，还具有降低血脂和防治便秘的作用。可溶性膳食纤维如果胶等能吸水膨胀，能延缓碳水化合物的吸收，减缓餐后血糖的升高和改善葡萄糖的耐量，并且能降低胆固醇，增加粪便体积和促进排便。不溶性膳食纤维能刺激肠道蠕动，减少食物在肠内停留时间，减少碳水化合物的吸收。含可溶性膳食纤维较多的食物有整粒豆、燕麦麸、南瓜、香蕉、杏等，魔芋精粉中含有大量葡甘聚糖，有降血糖功效。

（6）维生素和矿物质：糖尿病人由于摄食少，易发生维生素和矿物质缺乏。维生素具有改善代谢作用，因此糖尿病人应供给充足的维生素。补充 B 族维生素可改善能量代谢、改善神经症状，补充维生素 C 可改善微血管循环，有些维生素有促进物质代谢和协助胰岛素作用。糖尿病人应适当增加钾、镁、钙、锌、铬等元素的供给，但应限制钠盐以预防和减轻高血压危害。

（7）酒类：乙醇能使细胞内氧化型辅酶 I 消耗增加，减少增长饮食摄入，抑制升糖激素的释放及使糖负荷后胰岛素分泌增加，对使用药物治疗的糖尿病患者易导致低血糖。糖尿病患者应避免空腹饮酒，伴有胰腺炎、高甘油三酯血症、神经和肾病时，应减酒和禁酒。

（8）食物多样：糖尿病人食物应多样，谷类、蔬菜、水果、豆类、瘦肉、奶类、蛋、油脂都应有，以利于营养平衡。每餐都要提供能量、优质蛋白质和保护性营养素。

（9）合理进餐制度：糖尿病人的进餐安排很重要，要定时、定量，合理确定餐次。至少一日三餐，也可增加餐次，但不能增加总能量。两餐间时间间隔不要太长，以免出现低血糖。早、中、晚三餐可各占总能量的 1/3，也可按 1/5、2/5、2/5 比例分配。

（10）防止低血糖：糖尿病人摄入能量少、活动突然增多或降糖药物过量都易导致低血糖发生。发生低血糖时，要立即抢救。可口服葡萄糖或吃一定主食，严重低血糖者可静脉推注一定量葡萄糖。

（六）动脉粥样硬化

心脑血管疾病现已上升为人类的第一大死因，其中动脉粥样硬化是心脑血管疾病的一个重要原因。动脉粥样硬化时，动脉血管壁增厚变硬、失去弹性、管腔缩小，从而使血管供应部位血液供应出现障碍、缺血，使得血压升高、血管壁容易破裂，引起冠心病、脑卒中、动脉瘤和外周血管病，严重危害人体健康。目前认为动脉粥样硬化除了与遗传、年龄、吸烟、肥胖、缺乏体力活动等危险因素有关外，营养与膳食因素与动脉粥样硬化关系极为密切。

1. 动脉粥样硬化营养因素

（1）高脂血症：血浆中的脂类不能游离存在，须与载脂蛋白结合成脂蛋白进行运输。脂蛋白根据密度不同，可分为乳糜微粒、极低密度脂蛋白、低密度脂蛋白和高密度脂蛋白；其中高密度脂蛋白与动脉粥样硬化呈负相关，低密度脂蛋白与动脉粥样硬化呈正相关关系。血脂高于正常上限即称为高脂血症。研究表明，高脂血症与动脉粥样硬化发生呈密切正相关关系，特别是高胆固醇血症或低密度脂蛋白血症是动脉粥样硬化的主要危险因素。因此，防治动脉粥样硬化的主要措施是控制高脂蛋白血症。控制饮食和改善营养状况是防治动脉粥样硬化和冠心病的重要措施。

（2）膳食脂类：大量流行病学调查结果表明，膳食脂肪摄入总量，尤其是饱和脂肪酸、胆固醇的摄入量与动脉粥样硬化发病率呈正相关。脂肪酸组成不同，对血脂的影响也不同，饱和脂肪酸可使血胆固醇水平升高，但不饱和脂肪酸可降低血胆固醇和低密度脂蛋白，但不降低高密度脂蛋白；而多不饱和脂肪酸能明显降低低密度脂蛋白胆固醇，n-3系列还能降低甘油三酯水平和升高高密度脂蛋白水平。磷脂能协助胆固醇运输，避免胆固醇在血管壁沉积，有利于防治动脉粥样硬化。反式脂肪酸能增加低密度脂蛋白，同时还引起高密度脂蛋白降低，经常摄入反式脂肪酸的妇女日后患心肌梗死的危险性增高。

（3）能量和碳水化合物：长期能量过剩时，多余的能量就会在体内转变成脂肪组织而导致肥胖。肥胖与动脉粥样硬化、冠心病发病有关。碳水化合物摄入过多时，能量过剩，除导致肥胖外，还可直接引发高脂血症，蔗糖摄入过多可引起血甘油三酯升高。

（4）蛋白质：蛋白质与动脉粥样硬化关系还不明确。研究中发现，动物蛋白质可升高血胆固醇、促进动脉粥样硬化，而植物性蛋白质能降低血胆固醇。研究还发现，一些氨基酸可影响心血管功能，如牛磺酸可减少氧自由基的产生，具有保护细胞膜稳定性、降低血胆固醇和肝胆固醇的作用。

（5）维生素：有几种维生素对防治动脉粥样硬化具有积极作用。维生素E具有很好的抗氧化，能有效清除自由基、抑制炎症因子和血小板聚集的作用，还能降低血中低密度脂蛋白含量，增加高密度脂蛋白水平。研究证实，维生素E具有预防动脉粥样硬化和冠心病作用。维生素C是一种重要的抗氧化剂，能有效清除氧自由基和防止不饱和脂肪酸过氧化反应，能促进胶原的合成而降低血管的脆性和通透性。维生素C有利于心血管疾病的防治。此外，还有其他维生素如维生素A、叶酸等能抑制体内脂质过氧化，在降低血脂等方面都具有一定作用。

（6）膳食纤维：研究表明，膳食纤维摄入量与冠心病的发病和死亡风险呈显著的负相关。人体和动物实验均表明，可溶性膳食纤维可降低动物和人的血浆胆固醇水平，促进胆汁酸的排出。

（7）矿物质：研究表明，一些矿物质与动脉粥样硬化有关。镁对心肌结构、功能和代谢有重要作用，能改善脂质代谢、降低胆固醇并具有抗凝血功能，对心血管系统具有保护作用。钠与高血压发病有明显正相关关系,而高血压是动脉粥样硬化的危险因素之一,应限制钠盐摄入。

(8) 其他饮食因素:少量饮酒可增加血高密度脂蛋白水平,而大量饮酒则可引起高甘油三酯血症和低密度脂蛋白升高。茶含丰富的茶多酚,具有抗氧化和降低胆固醇在动脉壁沉积作用。香菇和木耳具有降胆固醇作用,木耳还具有抗凝血作用,有利于预防动脉粥样硬化。

2. 动脉粥样硬化的营养治疗

(1) 控制总能量摄入:能量摄入过多可导致肥胖,许多动脉粥样硬化患者合并有肥胖,因此能量摄入应与消耗相适应,保持理想体重。

(2) 限制脂肪和胆固醇摄入:膳食脂肪摄入以占总能量的20%~25%为宜,同时要减少饱和脂肪酸摄入,少吃高胆固醇膳食。

(3) 多吃植物蛋白,少吃甜食:植物蛋白具有一定降低血脂作用,并且不会增加饱和脂肪酸和胆固醇的摄入,故应提倡多吃豆类及其制品,少吃甜食和含糖饮料。

(4) 保证充足的膳食纤维的摄入:膳食纤维具有降低胆固醇、防治心血管疾病的积极作用。

(5) 供给充足维生素和有益矿物质:多吃维生素E、维生素C等含量丰富的食物,同时注意矿物质的供给。

(6) 吃清淡少盐食物,每天食盐摄入应低于6g。

(7) 多吃保护性食物。

(七) 肿 瘤

肿瘤是严重威胁人体健康和生命的一大疾病,是目前人类的第二大死因。随着污染日益加重,人类肿瘤的发病率还在上升。肿瘤发生的原因目前还不十分清楚,专家估计,人类肿瘤90%以上由生活环境引起。科学研究认为,其中有35%~50%的癌症是由于饮食结构不合理、饮食不卫生所致,因此,合理营养、注意食品卫生是预防肿瘤的一个重要手段。

1. 营养、食物与肿瘤的关系

(1) 食物中存在致癌物质:在食品生产、加工、储存、运输等过程中,由于条件不适当,食品中会产生或污染到致癌物质,如黄曲霉毒素、多环芳烃、农药、食品添加剂等，这些强致癌物质随食品进入体内，会导致基因突变而诱发肿瘤。

（2）营养、饮食结构不合理：①高脂肪膳食：大量流行病学调查表明，高脂肪膳食能显著增加结肠癌、直肠癌发病率，并与乳腺癌、前列腺癌、卵巢癌等有明显关系。②高能量：高能量摄入可导致肥胖，并可能增加一些癌症发病的危险性，如乳腺癌、子宫内膜癌等。③高胆固醇膳食：研究表明，高胆固醇膳食可增加乳腺癌和结肠癌、肺癌、膀胱癌等的危险性。④膳食中缺乏防癌、抗癌成分：维生素C能阻断亚硝胺的形成，维生素C、维生素E具有很好的抗氧化损伤作用，可减少自由基对生物大分子的损害。因此，膳食中的营养素缺乏或不足也与肿瘤发生有密切关系。⑤不良饮食习惯：除食物中的成分外，不良的饮食习惯等也与肿瘤的发病有关。研究表明，喜食腌制、发酵、高盐、热烫食物及饮酒、吸烟等均与一些肿瘤的发病有关。

2. 食物中的抗癌营养素

（1）膳食纤维：流行病学调查表明，高膳食纤维与结肠癌、直肠癌、乳腺癌等发病呈负相关关系。膳食纤维在肠道中能吸水膨胀、刺激肠道蠕动和促进排便，能减少粪便在肠道中的停留时间，减少有毒有害物质的产生与吸收，并能减少能量的摄入，促进胆固醇排出，这些机制可能与其降低肿瘤发病率有关。

（2）维生素A：维生素A具有维持细胞正常分化的作用。动物试验表明，动物在接触致癌物质时补充维生素A能使肿瘤的发病率降低。几乎所有起源于上皮组织的恶性肿瘤都与维生素A缺乏有关。

（3）维生素E：维生素E具有较强的抗氧化作用，可抑制氧自由基的形成，保护细胞正常分化，减少细胞癌变。

（4）维生素C：维生素C能阻断致癌物亚硝胺的合成，并能增强机体的免疫功能，具有抗氧化作用。

（5）B族维生素：B族维生素在体内大多是作为酶的辅因子，它与体内物质代谢有密切关系，对肿瘤的形成、生长有一定影响。

（6）矿物质：硒是谷胱甘肽过氧化物酶的活性中心，是机体很好的抗氧化物质，还可以改善机体的免疫功能。流行病学调查显示，硒的摄入与肿瘤的发病呈负相关关系。

3. 预防肿瘤的膳食建议

1999 年,世界癌症研究基金会和美国癌症研究会提出了预防癌症的 14 条膳食建议。

(1) 食物多样:每餐应包括各种蔬菜、水果、豆类以及粗加工的主食。

(2) 维持适宜体重:避免体重过轻或过重,成年后要限制体重增幅不超过 5kg。

(3) 保持体力活动:坚持体育锻炼,如果工作时很少活动或仅有轻度活动,则每天应进行 1 小时出汗的剧烈运动。

(4) 多吃蔬菜和水果:坚持每天吃 400~800g 各种蔬菜、水果,每天保持食用 3~5 种蔬菜和 2~4 种水果,特别注意维生素 A 和维生素 C 的摄入要充足。

(5) 以植物性食物为主:食用多种来源的淀粉或富含蛋白质的植物性食物,尽可能少吃精加工食品,要限制精糖的摄入。

(6) 不提倡饮酒:男性每天饮酒不超过一天总能量的 5%,女性不超过 2.5%。

(7) 限制动物性食品的摄入:每天瘦肉摄入量应限制在 90g 以下,最好选用鱼和家禽替代牛肉、羊肉和猪肉。

(8) 限制高脂食物的摄入:应选择适当的植物油并限制用量。

(9) 限盐:限制腌制食物的摄入,同时控制烹调用盐和调料盐的使用。

(10) 防霉:不要食用已受细菌和霉菌污染的食物。

(11) 防腐:用冷藏或其他适宜的方法保存易腐烂的食物。

(12) 限制食品添加剂的使用:对食品添加剂、食品污染及有害残留物质应制定限量标准。

(13) 注意食物加工方法:不吃烧焦的食物,尽量少吃直接在火上烧烤的鱼或肉以及腌肉、熏肉。

(14) 营养补充剂的选用:对于遵循本建议的人来说,一般不必使用营养补充剂。

4. 肿瘤病人的营养治疗

肿瘤病人常见的营养问题有恶病质、食欲不振、体重减轻、低血糖和其他代谢异常。因此,合理安排肿瘤病人的饮食是必要的。虽然还没有证据表明增进营养能延长病人的生命,但增进营养能增进病人体质,减少治疗的副作用。

原则上说，所有存在营养不良的肿瘤病人均需要营养支持，但迄今都没有公认的对肿瘤病人的营养疗法，对肿瘤病人进行的营养支持绝大多数都是为了协助其他治疗措施。

（八）痛　风

痛风是由于机体长期嘌呤代谢障碍，导致血尿酸增高而引起组织损伤的一种代谢性疾病。痛风患者体内尿酸生成增多或排泄减少，使尿酸堆积而出现高尿酸血症，患者出现特征性急性关节炎反复发作，严重者可导致关节活动障碍、尿酸结石等表现。根据尿酸增高的原因，痛风可分为原发性与继发性两种。原发性痛风是指由于先天性或特发性嘌呤代谢所致，多见于40岁以上，好发于中老年人，常有家族遗传史。继发性痛风则是由于慢性肾病、血液病、内分泌疾病和食物、药物等引起。

1. 痛风的相关营养因素

（1）嘌呤代谢：尿酸是嘌呤代谢的最终产物，是由核酸、食物中的嘌呤等经酶分解形成。限制高嘌呤类食物则可降低血尿酸含量。

（2）蛋白质、脂肪、碳水化合物：高蛋白饮食可导致内源性嘌呤合成增加，会增加尿酸的前提物质形成。病人应限制能量，糖类占总能量的50%~60%。果糖能增加尿酸的生成，宜少摄入。保持理想体重或低于理想体重10%~15%。

（3）酒：过量饮酒可使血尿酸增高，并可促进嘌呤合成。酒精造成体内乳酸堆积，乳酸对尿酸排泄有竞争性抑制作用。

（4）维生素：B族维生素和维生素C能将组织中淤积的尿酸盐溶解。尿酸盐在碱性环境中容易溶解，故应摄入蔬菜、水果等碱性的食物。

（5）水：多饮水能增加尿量、稀释尿液，从而促进尿酸排出。

2. 痛风的营养治疗

通过膳食手段，减少尿酸形成，降低血尿酸水平，并促进尿酸排出。

（1）限制高嘌呤食物：患者应采用低嘌呤食物。在急性关节炎期，每天嘌呤摄入应限制在150mg以内，尽量选用不含嘌呤或含嘌呤较少的食物，禁用瘦肉、动物内脏、肉汤及高嘌呤鱼类等食物。

（2）低能量、低蛋白、低脂肪饮食：减低能量供给，摄入碳水化合物占总能量供给的50%~60%。牛奶和鸡蛋不含核蛋白，可作为主要的蛋白质来源。

（3）补充维生素：多吃新鲜蔬菜、水果，以补充调节代谢的 B 族维生素和维生素 C。

（4）多饮水：患者应多喝水，禁止喝各种酒类，提倡热水浴。

（刘志涛　阮元）

**参考文献：**

[1] WHO.《2012 年世界卫生日全球概要》[EB/OL].世界卫生组织网站，2012：6.

[2] WHO.《中国老龄化与健康国家评估报告》[EB/OL].世界卫生组织网站，2016：1.

[3] WHO.《2012 年世卫组织全球疾病负担评估》[EB/OL].世界卫生组织网站，2012：3.

[4] 国家卫生计生委疾病预防控制局.中国居民营养与慢性病状况报告：2015 年[M].北京：人民卫生出版社，2015：47－52.

[5] 上海市疾控中心.全球老龄化及成人健康调查（SAGE）第一轮：中国报告[EB/OL].世界卫生组织，2015.

[6] 陆林，肖义泽，查舜.云南省慢性病流行状况与卫生资源配置报告[M]，昆明：云南科技出版社，2014.

[7] 国家卫生计生委统计信息中心，中国疾控中心慢性非传染病预防控制中心.中国死因监测数据集 2015 [M].北京：中国科学技术出版社，2016.

[8] 高晓津，杨进刚，杨跃进，等.中国急性心肌梗死患者心血管危险因素分析[J].中国循环杂志，2015（3）：206－210.

[9] Xu T, Li W, Teo K, et al. Association of psychological risk factors and acute myocardial infarction in China: The INTER－HEART China study [J]. Chin Med J, 2011 (14): 2083－2088.

[10] 毕齐，张茁，张微微，等.2359 例青年脑卒中患者危险因素研究[J].中华流行病学杂志，2003（2）：106－108.

[11] 杨万水，高静，高姗，等.吸烟与肝癌前瞻性研究的荟萃分析[J].肿瘤，2010（3）：247－252.

[12] 韩伟. 中国24城市成年男性吸烟与肿瘤死亡关系研究——病例—对照研究中不同对照组选择的评价 [D]. 北京协和医学院中国医学科学院清华大学医学部, 2012.

[13] 杨功焕. 全球成人烟草调查——中国报告 [M]. 北京: 中国三峡出版社, 2011.

[14] Rehm J, Gutjahr E, Gmel G. Alcohol and all-cause mortality: A pooled analysis [J]. Contemporary Drug Problems, 2001 (3): 337-361.

[15] 马冠生, 杜松明, 郝利楠, 等. 中国成年居民过量饮酒现况的分析 [J]. 营养学报, 2009 (3): 213-217.

[16] 马骁. 健康教育学 [M]. 北京: 人民卫生出版社, 2010: 2-5.

[17] 秦怀金, 陈博文. 国家基本公共卫生服务技术规范 [M]. 北京: 人民卫生出版社, 2014: 17, 117.

[18] (芬兰) Pekka Puska 等. 北卡累利阿项目: 从北卡累利阿地区到全国行动 [M]. 赵文华译. 北京: 北京大学医学出版社, 2013.

[19] 卫生部疾病预防控制局, 中国癌症基金会, 癌症早诊早治项目专家委员会. 癌症早诊早治项目工作报告: 2010/2011 [R]. 2012.

[20] 董志伟. 中国癌症筛查及早诊早治技术方案（试行）[M]. 北京: 人民卫生出版社, 2009.

[21] 卫生部疾病预防控制局慢病处. 中央财政转移支付地方癌症早诊早治项目工作简报 [EB/OL]. 2012.

[22] 张志愿. 口腔科学 [M]. 6版. 北京: 人民卫生出版社, 2004.

[23] 储冰峰, 刘洪臣. 老年口腔保健 [M]. 北京: 人民卫生出版社, 2011.

[24] 沈丽佳. 口腔疾病防治 [M]. 武汉: 华中科技大学出版社, 2010.

[25] 于世凤. 口腔组织病理学 [M]. 6版. 北京: 人民卫生出版社, 2007.

[26] 朱建宏. 成功老龄化的研究概况 [J]. 中国老年学杂志, 2008 (07): 723-724.

[27] Leslie W, Hankey C. Aging, Nutritional status and health [J]. Healthcare (Basel), 2015 (3): 648-658.

[28] Boccardi V, Paolisso G, Mecocci P. Nutrition and lifestyle in healthy aging: The telomerase challenge [J]. Aging (Albany NY), 2016 (1): 12-15.

[29] Boscatto EC, De Duarte MS, De Coqueiro RS, et al. Nutritional status in the oldest elderly and associated factors [J]. Rev Assoc Med Bras, 2013, 59 (1): 40-47.

[30] 王卓群, 张梅, 赵艳芳, 等. 中国老年人群低体重营养不良发生率及20年变化趋势 [J]. 疾病监测, 2014 (06): 477-480.

[31] 柴培培, 张毓辉, 万泉, 等. 我国老年营养不良的疾病经济负担研究 [J]. 中国卫生经济, 2016 (03): 13-16.

[32] 张梅, 姜勇, 李镒冲, 等. 2010年我国≥60岁老年人超重/肥胖流行特征 [J]. 中华流行病学杂志, 2014 (4): 365-369.

[33] 许龙, 马颖, 胡志, 等. 中国四省市社区老年人超重及肥胖影响因素分析 [J]. 中华疾病控制杂志, 2014 (08): 732-735.

[34] 于彤彤, 王传合, 王菁菁, 等. 老年慢性心力衰竭患者的临床特点分析 [J]. 中华老年医学杂志, 2015 (9): 947-950.

[35] 宋鹏坤, 张坚. 老年人贫血影响因素和改善措施研究进展 [J]. 卫生研究, 2008 (1): 109-111.

[36] 胡贻椿, 陈竞, 李敏, 等. 2010—2012年中国城市居民贫血状况研究 [J]. 中华预防医学杂志, 2016 (3): 213-216.

[37] 吕跃斌, 殷召雪, 罗杰斯, 等. 中国长寿地区高龄老年人贫血及其3年死亡风险关系的研究 [J]. 中华流行病学杂志, 2015 (7): 682-686.

[38] 宋蔚. 食物和营养素与骨质疏松的预防 [J]. 中国全科医学, 2014 (9): 971-979.

[39] 蒲静, 邹倩. 老年性骨质疏松症的膳食营养与骨密度的关系研究 [J]. 中国骨质疏松杂志, 2016 (9): 1140-1142.

[40] 张厉, 杨春喜, 陈健. 镁缺乏与骨质疏松 [J]. 中国骨质疏松杂志, 2014 (8): 960-963.

[41] 颜流霞, 徐建伟, 张梅, 等. 2010年我国家庭人均自报食盐消费情况分析 [J]. 中国健康教育, 2014 (05): 387-389.

[42] 田国祥, 魏万林, 尤洪帅, 等. 低钠高钾平衡盐对高血压患者内皮功

能及动脉僵硬度的影响[J]. 河北医学, 2014 (06): 881-884.

[43] 刘涓涓, 李才明, 罗秋云, 等. 叶酸对合并H型高血压的脑梗死患者的二级预防作用[J]. 泰山医学院学报, 2015 (3): 244-246.

[44] 徐敏. 叶酸干预治疗对H型老年高血压患者Hcy水平和心血管事件的影响[J]. 中国老年学杂志, 2014 (17): 4799-4800, 4801.

[45] 徐瑜, 毕宇芳, 王卫庆, 等. 中国成人糖尿病流行与控制现状——2010年中国慢病监测暨糖尿病专题调查报告解读[J]. 中华内分泌代谢杂志, 2014, 30 (7): 545-547.

[46] 葛声. 对糖尿病营养治疗作用的再认识[J]. 中华内分泌代谢杂志, 2014 (06): 273-275.

[47] 施咏梅. 优化膳食结构防治糖尿病[J]. 中华糖尿病杂志, 2015 (2): 68-70.

[48] 何凤怡, 陈超刚, 林刁珠, 等. 膳食纤维和血糖负荷与糖代谢异常风险的相关性[J]. 中华内分泌代谢杂志, 2016 (1): 38-41.

[49] 第22个世界阿尔茨海默病日——关爱健康安度晚年[J]. 实用心脑肺血管病杂志, 2016 (09): 4.

[50] Horvat P, Gardiner J, Kubinova R, et al. Serum folate, vitamin $B_{12}$ and cognitive function in middle and older age: The HAPIEE study [J]. Exp Gerontol, 2016, 76: 33-38.

[51] 李瑾, 陈韵美, 朱华, 等. 营养素与老年认知障碍的防治[J]. 中国老年学杂志, 2011 (9): 1682-1685.

[52] Hine C, Mitchell J R. Calorie restriction and methionine restriction in control of endogenous hydrogen sulfide production by the transsulfuration pathway [J]. Exp Gerontol, 2015, 68: 26-32.

[53] Hine C, Harputlugil E, Zhang Y, et al. Endogenous hydrogen sulfide production is essential for dietary restriction benefits [J]. Cell, 2015, 1: 132-144.

[54] 丁钢强, 高洁. 中国居民营养的发展与挑战[J]. 中国食品学报, 2016 (07): 1-6.

[55] Li H, Gan W, Lu L, et al. A genome-wide association study identifies GRK5 and RASGRP1 as type 2 diabetes loci in Chinese Hans [J]. Diabetes, 2013,

62: 291 – 298.

[56] Zhu J, Zong G, Lu L, et al. Association of genetic predisposition to obesity with type 2 diabetes risk in Han Chinese individuals [J]. Diabetologia, 2014, 57: 1830 – 1833.

[57] Wu H, Pan A, Yu Z, et al. Lifestyle counseling and supplementation with flaxseed or walnuts influence the management of metabolic syndrome [J]. J Nutr, 2010, 140: 1937 – 1942.

[58] Liu X, Zhang G, Ye X, et al. Effects of a low-carbohydrate diet on weight loss and cardiometabolic profile in Chinese women: A randomised controlled feeding trial [J]. Br J Nutr, 2013, 110 (8): 1444 – 1453.

[59] Zhang G, Pan A, Zong G, et al. Substituting white rice with brown rice for 16 weeks does not substantially affect metabolic risk factors in middle-aged Chinese men and women with diabetes or a high risk for diabetes [J]. J Nutr, 2011, 141 (9): 1685 – 1690.

[60] 谢华, 徐丹凤, 陈艳秋, 等. 亚麻籽油对高脂诱导肥胖小鼠血糖和胰升血糖素样肽 – 1 分泌影响的研究 [J]. 中国糖尿病杂志, 2015 (4): 356 – 359.

[61] Chu X, Liu L, Na L, et al. Sterol regulatory element-binding protein-1c mediates increase of postprandial stearic acid, a potential target for improving insulin resistance, in hyperlipidemia [J]. Diabetes, 2013, 62: 561 – 571.

[62] Feng R N, Niu Y C, Sun X W, et al. Histidine supplementation improves insulin resistance through suppressed inflammation in obese women with the metabolic syndrome: A randomised controlled trial [J]. Diabetologia, 2013, 56: 985 – 994.

[63] Li S, Na L, Li Y, et al. Long-term calcium supplementation may have adverse effects on serum cholesterol and carotid intima-media thickness in postmenopausal women: A double-blind, randomized, placebo-controlled trial [J]. Am J Clin Nutr, 2013, 98: 1353 – 1359.

[64] Li S, Li Y, Ning H, et al. Calcium supplementation increases circulating cholesterol by reducing its catabolism via GPER and TRPC1-dependent pathway in estrogen deficient women [J]. Int J Cardiol, 2013, 168: 2548 – 2560.

[65] Xia M, Liu Y, Guo H, et al. Retinol binding protein 4 stimulates hepatic

sterol regulatory element-binding protein 1 and increases lipogenesis through the peroxisome proliferator-activated receptor-gamma coactivator 1beta-dependent pathway [J]. Hepatology, 2013, 58: 564-575.

[66] 中国营养学会老年营养分会. 老年营养研究进展 [J]. 营养学报, 2015 (2): 119-121.

[67] 林旭. 我国基础营养研究进展与展望 [J]. 营养学报, 2015 (03): 222-225.

[68] 蒋与刚, 刘静. 营养基因组学的研究进展 [J]. 生理科学进展, 2006 (1): 22-26.

[69] 陈双双, 张晓青, 黄彩虹. 饮食结构对中国老年人健康状况的影响研究 [J]. 山东师范大学学报: 自然科学版, 2016 (3): 84-88.

[70] 贾珊珊, 满青青, 高颐雄, 等. 2010—2012年中国65岁及以上老年居民畜禽类食物摄入状况分析 [J]. 卫生研究, 2016 (05): 695-698.

[71] 高颐雄, 李丽祥, 宋鹏坤, 等. 2010—2012年中国60岁及以上老年人群水产类食物消费状况调查 [J]. 卫生研究, 2016 (05): 699-703.

[72] 李裕倩, 宋爽, 贾珊珊, 等. 2010—2012年中国65岁及以上老年居民蛋类食物摄入状况分析 [J]. 卫生研究, 2016 (05): 704-707.

[73] 于冬梅, 何宇纳, 房红芸, 等. 2010—2012年中国成年居民食盐摄入状况 [J]. 中华预防医学杂志, 2016 (3): 217-220.

[74] 中营养学会. 中国居民膳食指南: 2016 [M]. 北京: 人民卫生出版社, 2016.

# 第六章 老年人群的长期照护与健康护理

随着我国老龄化进程的加快,老年人健康问题日益突显,导致需要长期护理的老年人越来越多,医疗费用和长期护理费用也不断攀升。老年人群长期照护成为政府、社会和个人不得不面对的难题。本章介绍了长期照护的概念及特征、与长期照护相关的法律和制度基础、长期照护服务的筹资方式和长期照护服务方式,它在很大程度上决定着长期照护服务的供给效率和效果,并重点介绍了我国以家庭为组织平台的居家照护服务、以社区为组织平台的社区照护服务和以专门机构为组织平台的机构照护服务方式。

## 第一节 资助与组织老年人群的长期照护

### 一、长期照护的概念界定和特征

(一)长期照护的概念界定

我国最早于1995年引入长期照护的概念,认为长期照护是为老年人提供的一系列长期性的(除常规医院短期治疗之外的)卫生服务,包括医疗、护理和生活服务等。老年人长期照护是相对于临时或短期照护而言的,一般认为一个较为合理的长期应为6个月以上。长期照护既包括专业照护,也包括家庭、社区提供的非专业性照料及服务保障系统等,是在特定的经济、政治、文化及社会背景下,由不同的社会部门所构成的制度性体系。

长期照护(Long-term care,LTC)的概念界定因研究视角的不同而有较大的差异。一般从"长期"和"照护"两个方面来界定长期照护的内涵。"长期"是对照护延续时间的规定,目前,对长期照护的时限暂无统一标准,但有报道认为较为合理的"长期"应为6个月以上。对"照护"的界定可以分为照护对象、照护内容、提供方式三个方面。

1. 长期照护的对象

1963年,美国医疗救助福利部指出长期照护的对象是患有身心疾病、功能障碍且需要长时间医疗、护理和恢复治疗的人;经济合作与发展组织(OECD)认为:长期照护的对象是"身心功能障碍人口";美国健康保险学会(HIAA)1997年将长期照护的对象界定为患有慢性疾病譬如早老性痴呆等认知障碍或处于伤残状态下即功能性损伤的人;我国学者认为长期照护对象是指由于意外、疾病或衰弱导致身体或精神受损而致使日常生活不能自理的个体。综上,长期照护对象具有的特点有:患有身体疾病或心理疾病,具有功能障碍,需要长时间医疗、护理和恢复治疗。

2. 长期照护的内容

美国健康保险学会(HIAA)1997年对长期照护内容的界定为:"长期照护包括医疗服务、社会服务、居家服务、运送服务或其他支持性的服务";世界卫生组织根据20世纪80年代Katz提出的"日常生活自理能力指标"将需要照护的老年者划分为七种状况和四种类型,并据此提供多方面的照护服务。根据老年人身体状况的不同,可以将老年照护服务划分为预防性照护服务、补偿性照护服务和发展性照护服务三个层面。老年人长期照护服务内容的演变经历了一个"照料→护理→照护"的发展过程,传统的老年人长期照护服务内容主要是指日常生活照料,随着人们生活水平的提高,目前的老年人长期照护服务逐步融入了"专业的医疗护理"和"精神慰藉服务"等内容。综上,长期照护的内容包含提供多方面的照护服务,涵盖医疗服务、社会服务、居家服务、运送服务或其他支持性的服务。

3. 长期照护的提供方式

长期照护可以通过各种途径得以实施,包括居家、助理设施或者护理院等;可以连续提供,也可以间歇性地提供;既可以提供非专业的生活照料,也可以提供专业护理;既可以提供医疗保健,也可以提供生活照料;既可以由正规和专业机构提供,也可以由社区和家庭提供。能提供常规长期照护的机构,通常会向需要昼夜监护的人提供生活食宿，包含专业健康服务、个人照护与饮食、衣物洗涤与居家事务服务。这些机构的名称较为多样，例如护理之家、个人照护机构、持续性照护机构等。综上所述，长期照护方式分为正式照护与非正式照护，正式照护主要指长期照护机构和人员提供的照护服务；非正式照护是指社区、家庭以及志愿者为服务对象提供医疗、护理和康复等服务。

（二）长期照护的理论基础

长期照护主要以老年健康学、马斯洛需求层次和福利多元主义作为其理论基础。机体的衰老是一个不可逆的渐进过程，在不同年龄阶段对环境的适应能力、生理与心理需求都有所差异。随着人口预期寿命的延长，这种差异愈发显著。长期照护服务体系的构建可以将长期照护服务资源进行合理的整合与使用，以满足老年人不同的长期照护需求。

马斯洛（Maslow）将人类的需求由低到高逐级划分为生理需要、安全需要、情感与归属需要、尊重需要、自我实现需要五个层次，任何一种需要都不会因为更高层次需要的发展而消失，只是对行为影响的程度发生了变化。老年人的生理需要、安全需要基本得到满足之后，进一步追求的是来自家庭、社会的情感支持，以及对自身尊严与价值的认同。相应的，对长期照护服务也从对物质的需要上升到了对个性化服务的需求，因此，提供给其的长期照护服务也理应是多元的、持续的。

福利多元主义是在西方高福利国家遭遇危机以后，对传统福利模式进行改革的一种替代方案。福利多元主义认为社会福利可以由公共部门、社区、家庭以及非营利组织四个部门共同承担，分权化和民营化是福利多元主义理念的核心内涵。福利多元主义通过福利提供的多元化途径实现社会团结和社会资源的整合，以此提高福利的供给效率。长期照护服务体系即是在福利多元主义的影响下，提倡由个人、家庭、社会、政府不同主体共同承担长期照护责任，化解长期照护需求给某类单一对象造成沉重压力，以帮助老年人获得长期照护服务需求。

（三）长期照护的特征

（1）长期照护的服务内容以身心功能异常程度为基准，也就是身心功能异常之程度必须被严谨评估，以确定长期照护的开始、停止期及提供服务内容增减的情形。

（2）长期照护服务大多数是由家庭所提供的，一般民众大多在其所生长的家庭中获取自己生活所需，当一个家庭成员有长期照护需求时一般都是由家人提供照护。

（3）长期照护服务具有劳力密集的特性，长期照护服务是属于相对非特殊专业的服务，是长期而密集的劳力工作，且具有公众事务性质。长期照护服务的内涵，主要是日常生活起居的照护，且个体一旦开始需要长期照护服务，常常终其一生都要此项服务，故这一服务是长期而需劳力密集的。

（4）所有年龄阶段的民众都有长期照护的需求。虽然老年人是长期照护的主要服务对象，尤其是八十岁以上的人群，实则长期照护服务包含了各种年龄层的人，无论是壮年或是婴幼儿，只要是身心功能异常者，均可能成为长期照护的对象。

（5）长期照护服务的本质是团队的整合性服务体系。长期照护服务需要跨专业医疗团队服务，半专业与非专业人员合作参与，因其关系到失能或失智者及其家庭与社区如何生活和面对生活的问题，所以需要医疗保健专业人员，如：医师、护理人员、药师、物理治疗师、职能治疗师、营养师以及社会福利团体的介入，也需要社会整体环境，如无障碍空间、社会价值观等的配合。

（6）以生活照顾为主、医疗照护为辅。目前接受长期照护的服务对象，主要疾病诊断以脑部疾病、心脏血管疾病及骨骼系统疾病等慢性疾病为主，病情皆处于稳定状态，其医疗费用仅占总照护费用的10%~15%，其余开支皆以生活照顾为主。因而，长期照护服务具有以生活照顾为主、医疗照护为辅的特征。

## 二、长期照护的法律、制度和组织

（一）老年人长期照护的法律、制度建设

1. 国外老年人长期照护法律制度

长期以来，各国制定了比较完备的老年长期照护法律体系。英国颁布了一系列长期照护的相关法律。1948年，英国颁布了《国家补助法》；此后，到1968年，通过了《医疗卫生服务和公共健康法》；两年后，又出台了《慢性疾病和残障人士法》；1977年，实施了《国家医疗卫生服务法》；1983年，通过了《精神健康法》；1990年，颁布了《国家医疗健康服务和社区照护法》；2001年，颁布

《健康与社会照护法》；2012年，英国国会下院通过了新的《卫生与社会照护法》。由此可见，英国的长期照护相关法律相对非常健全。

美国的长期照护相关法律也较为健全，相关法律包括1935年通过的《社会保障法》和2006年通过的《美国老年人法》《老年人照护和救济授权法》等，这些法律为长期照护制度的发展提供了法律保障。1965年美国颁布了《美国老年人法案》，出台后，老龄管理局和长期照护子委员会（LTC Sub Committee）相继成立，成为联邦老年人及其相关事务的主要管理和代言机构。不断完善老年人长期照护法律体系，为构建老年福利制度提供法律保障成为美国半个多世纪的追求。

瑞典的长期照护相关法律法规也较为齐备。1982年，瑞典颁布了《社会服务法》，2001年进行了修订。1983年，颁布了《健康医疗服务法》，规定全体国民都有享受医疗照护的权利。

德国除了制定《社会保障法》《社会福利法》《护理保险法》以外，还具体规定了与老年人照护相关的法律条文，如《联邦照护法》《负担平衡法》《联邦补偿法》等。

2. 我国老年人长期照护法律制度

新中国成立后，国家制定了大量的有关保护老年人口的法律法规，还有党中央和国务院为离退休人员制定的享有各种待遇的政策文件，为老年法律体系的形成打下了基础。从1951年2月6日国务院颁布《中华人民共和国劳动保险条例草案》以来，经历了创立、破坏、恢复、改革四个阶段，标志性、里程碑性的法律文件有三个：1991年《关于企业职工养老保险制度改革的决定》，1995年《关于深化企业职工养老保险制度改革的通知》，1997年《关于建立统一的企业职工基本养老保险制度的决定》。由全国人大颁布的法律只有一部，即1996年8月29日第八届全国人民代表大会常务委员会第二十一次会议通过的《中华人民共和国老年人权益保障法》，这是中国历史上第一部专门保护老年人特殊权益的法律，该法的制定符合中国当时的实际，不仅体现了中国的国情又保持了中国的传统。目前的《宪法》《民法通则》《刑法》和《婚姻法》中有一部分关于老年人保护的条文。上海市也先后制定了《上海市老年人保护条例》（1988年）、《上海市老年人权益保障条例》（199年），对老年人的经济供养提供了法律上的保障。但无论中央还是各地方，就老年人照护的法律体系来说，在具体的制度上仍处于空白状态。

（二）需要完善老年人长期照护的服务制度

发达国家的长期照护服务体系的建设均伴随着相应的法律、法规以及老年医疗救助制度和养老保险制度保障，并对各类服务设施、参与主体进行规范化的管理，以此确保长期照护服务体系的健康化发展。我国的长期照护服务体系建设刚刚起步，各类保障制度有待完善，各类服务的管理规范和标准也尚待统一，需要加快老年人相关福利法规政策的制定，确立老年人长期照护服务机构的建设和管理标准。要将长期照护纳入法制轨道，提高长期照护服务水平和照护质量，需要完善的制度有资格审查制度、照护津贴制度、提供照护人员考试进修制度、受照护者申诉制度、照护质量检查制度等。

1. 资格审查和登记制度

审查对象之一是长期照护服务的供给主体。照护服务提供者须向有关部门申请，经审查同意方可提供老年人的长期照护服务。对象之二是被照护的受益者，主要是对被照护者的工资收入和资产进行调查，同时根据日常生活的功能障碍程度，决定长期照护服务的资费标准。

2. 照护津贴制度

以现金形式给付的照护津贴作为一种照护服务的社会福利手段，在实施中津贴受益者的资格审定和津贴额度要相对严格。

3. 提供照护人员考试与进修制度

照护供给主体中，提供照护服务的人员包括公、私老年人照护机构的管理人员、在宅护理员、家政服务人员、心理治疗人员和专门护士等等，虽然他们在取得资格的途径上有所不同，但都必须经过考试取得资格。参考其他中介行业的职业资格制度，提供照护服务人员在取得资格后，仍需参加一定时间的进修培训，这对提高照护服务人员的责任心和照护服务质量有明显作用。

4. 老年人照护服务的等级标准制度

需要照护的时间被划分为不同等级标准，即每日照护服务时间为1.5小时、3小时、5小时等三个等级。这种等级划分的依据主要是根据老年人的身体、精神等状况所做出的判断。

5. 制定照护服务计划制度

老年人照护服务的供给主体每接受一名被照护者都必须制定照护服务计划，另外，可以要求提供照护服务的人员对被护理人员的住宅情况、生活自理情况、精神状态、家属邻里关系、附近生活设施、听力视力和步行平衡能力等情况都进行调研，最后才制定出有针对性的照护服务计划。实践证明，这种做法可避免盲目性，效果较好。

6. 受照护者申诉制度

在申请未被批准，或对批准的服务等级、资费标准不予认同的情况下，申请人有权提出申诉或行政复议。如遇当事人再度持有异议，则可向法院起诉。

7. 服务质量检查制度

有关服务质量检查，要根据权威机构制定的质量保证规定对服务合同内容进行对照检查（可分为例行检查和专门检查）。由检查部门专职的质量检查员按统一质量准则进行定期检查。对于违反质量保证的照护服务供给主体和有关人员，均有严格的处罚规定，其中包括取消有关资格和经济制裁。

8. 低收入者照护费用减免制度

这是一项针对低收入者的公费负担措施，对于低收入者、无职业者的配偶，失业保险和社会救助金领取者等，都可给予减免照护费用的优待。

### 三、长期照护筹资模式

筹资一直是长期照护政策的核心问题。根据筹资来源的不同，老年人长期照护服务制度模式主要包括：以税收为来源的筹资模式、社会保险制度模式和市场保险制度模式。面对日益上升的照护成本，任何单一的筹资模式都很难完全满足现实需求，故大部分国家采取的都是一种多元化的长期照护保险筹资机制。例如，在主要以税收为筹资来源为老年人提供长期照护服务的国家如英国，也在促进市场长期照护保险的发展；在以社会保险制度为主要模式的国家如德国，也存在市场长期照护保险和救助制度模式。

（一）以税收为筹资来源的照护制度模式

在大多数以税收为筹资来源的国家，无论是对低收入人群的救助制度模式，还是普遍实现全体国民长期照护福利的制度模式，老年人长期照护制度都是起源于救助式的制度模式。其主要特点为有以下几点。

(1) 长期照护资金主要来源于国家的财政预算，一般是由中央政府和地方政府共同承担，个人不承担或者少量地承担照护费用。

(2) 政府的责任是制定长期照护接受者可以领取照护补助或者服务的资格标准，并且进行审核，直接向有资格获得补助的人群发放补助或者直接提供服务，或者购买长期照护服务。

(3) 在该制度模式中，按照不同的资格标准，又可以分为救助式福利制度模式和普享式的福利制度模式。救助式福利制度模式，例如英国的社区照护制度、美国的医疗救助，遵循的都是选择性的原则，资格标准不但与个人的照护需求有关，而且还与个人资产以及收入相关，需要进行资产调查，只对那些生活收入水平在一定界限以下的老年人进行补助。在救助式福利制度模式下，非常有限的公共资源将集中提供给这些因为经济窘迫而无力自己购买服务的人，为使有限的资源效率最大化，会有一系列严格的标准来确定个人获得财政支持的资格，并对自付费用进行计算，使用于长期照护的公共资源被转化为受到严格限制的资金，而且不会随着需求的改变做必要的调整，所以这种模式可以非常有效地控制国家支出。这种模式还对服务种类进行限制，倾向于重点提供一些最核心、最必要的服务。

普享式的福利制度是按照普遍原则进行分配的，在艾斯平—安德森所阐述的福利国家的分类中，一般社会民主主义国家，例如挪威、瑞典都属于这一范畴；普享式的福利制度是发展一种涵盖所有人群的制度体系，与救助式制度体系相比，采用这种普享制度意味着政府要承担大量的财政支出，但它确保所有有需要的人都能获得服务，而不论其经济条件如何，促进了更大程度的平等和社会凝聚力。

(4) 无论是普享式的覆盖全体国民的福利制度模式还是救助式的福利制度模式，政府都是照护服务的主要付费来源，不存在第三方付费，不遵循长期照护社会保险所遵循的权利和义务对等原则。

(5) 保障的项目一般都是一揽子的照护计划，包括日常活动照护计划或者工具性辅助照护。实施普享式的LTC制度模式长期照护服务的国家都是采用一系列的计划来满足中老年人的长期照护需求。例如，奥地利长期照护津贴计划，包括联邦的长期照护津贴以及九个相应的地方长期照护现金补助计划，覆盖了有需要照护的所有人而不考虑年龄。

（二）社会保险制度模式

在社会保险制度模式中，国家扮演着促进社会福利、行使社会控制力的角色与功能。目前，无论是发达国家还是发展中国家，在养老金、医疗保障体系中，采用社会保险制度模式的国家都已十分广泛，但是长期照护社会保险制度尚属于新兴的一个险种，实施的国家还相当有限，更多的国家和地区正在逐步探讨中。

长期照护社会保险制度是所有保险制度中发展时间最短的一个，作为一种社会保险制度，它也遵循社会保险制度的一般原则，具有强制性、互济性的特点。从资金来源看，社会长期照护保险中的资金一部分是来自保险费，按照现收现付的原则筹资。对于有工资收入的人员，它往往以工资税的形式抽取；对于没有工资收入的人员，则由政府财政支付他们的保险费。

以社会保险作为主要筹资模式的长期照护体系都有一些社会契约的概念隐含其中，国家与个人之间是责任共担、互相合作的伙伴关系，它有一套清楚的对资格进行评估的运算方法，既考虑到了社会照护的公平性，同时亦试图兼顾其效率，具有更强的针对性，可以更大限度地确保服务的提供。社会保险的支出是有需求导向的，不会受到预算的制约，而税收模式在资金的运用上遵循的是社会量入为出的原则，服务的水平不是依赖于个人贡献的多少，而是依赖当时可利用的资源。这一系统的缺陷在于很难制定出一套客观、可靠的资格标准，尤其是要将各种影响需求的因素全部融合在一起几乎是不可能做到的。这就导致这种资格标准过于刚性，使得服务设计不能很好地满足个体需要。

我国现行的社会保险的医疗保障制度仅对患有疾病的患者支付医疗费用，并不支付老年人因为年龄而导致的身体机能下降所需要的护理费用。当老年人身患慢性疾病时，只能选择住院观察或是进入疗养院，但医院长期的住院费和护理费并不是一般经济条件的家庭可以承受的，巨大的资金需求需要长期照护保险制度的支持。

社会保险制度强调的是针对社会中需要帮助的弱势群体，其保障水平不高同时仅选择一部分人对其提供保障，这份保障只能满足基本生活需求，不能覆盖各类人群的各种需求；疗养院的设施和护理水平也是根据价位安排的，要想获得基本保障水平以上的长期照护服务，就得需要额外的费用，这对老人及其家庭是很大的经济负担。商业性长期护理保险可以弥补社会保险资金不足、保障水平不高的问题，拥有商业性长期护理保险的人可以不必担心长期护理费用。

（三）市场保险制度模式

社会保险承担老年人长期照护资金支付责任会不断增加政府财政负担，过重的财政负担会直接影响到国民经济的发展，在这种情况下急需商业性的长期护理市场保险作为补充。

市场保险与强制性的社会保险不同，供求关系是由市场决定的，而非政府强制的。它是依据个人的意愿自愿购买的，可以在保险公司根据市场需求开发的保险产品中进行选择。政府在市场长期照护保险中担当监管市场的责任，制定与长期照护保险相关的法律规定，但是不干预市场保险公司的经营管理。保险人和被保险人基于风险共担的原则，遵循一般的互济性保险原则签订保险合同。保险公司与参保人建立契约关系后，在合同执行过程中，一般权利和义务对等，即参保人缴纳的保费决定了他应该获得的待遇水平。参保人的长期照护费用按照合同的规定由保险公司向照护机构支付。

美国的社会保障制度注重政府的作用，以政府做引导的同时更重视市场的作用，结合商业保险共同为公民提供保障。市场长期照护保险的第一代产品于1975年在美国问世。最初销售的长期照护保险产品的项目比较单一，保险范围只涵盖护理之家服务的保险，即只针对被保人所需要的机构护理服务的保险补助，居家照护服务不在照护保险的范围之内。真正包含居家照护服务的市场长期照护保险自1985年开始，随后为满足参保人对于机构和居家照护的不同需求，陆续开发了多元化的产品。目前，世界各国很多市场保险公司已经看到了长期照护保险这一险种的潜在需求，开设了市场长期照护保险这一险种，最先开始发展市场长期照护的美国和法国都已经有超过15年以上长期照护保险市场的发展历史。

我国开办商业长期照护保险的机构不是很多，目前各保险公司在开拓老年长期照护市场虽做了一些尝试和努力，先后推出了相应的产品，如"太平盛世附加老年护理费保险""安安长期照护健康保险""中意附加老年重大疾病长期照护健康保险"等。但这些险种基本上都是作为其他人身险的附加险而出现的，其运作方式与养老性保险大同小异，和真正意义上的长期照护保险还有比较大的差距。因此，我国长期照护保险距离成熟的市场目标还有很长的路要走，需要在经营理念、产品设计、业务管理、技术服务、人员培养等方面做出更大更多的努力。

商业保险经营的营利性以及照护保险的高费用，使得在全国范围内覆盖此类保险非常困难，尤其是对确实有基础性照护需求的农村地区更难实现覆盖。而对于这部分商业保险不能覆盖的人群和地区，采取社会福利的方式给予补助会大大增加政府负担。同时，这些地区往往医疗资源不充足，仅仅提供局部的短期救助，不能够改善该地区长期的老年人照护问题。

长期照护服务体系可持续运行的核心是服务费用收支的长期均衡，纵观发达国家整体的老年人长期照护体系就可以发现，各国解决老年人长期照护问题的制度并非是单一化的，而经常是由综合几种制度模式为一体的多元化的照护体系为老年人提供长期照护服务。因此，必须加快建立由政府、企业、个人多方分担，保险、救助、福利津贴相结合，充足、稳健、可持续的长期照护保障制度；为失能老年人提供质优价廉的照护服务则需要改革完善体制机制，充分发挥政府的主导作用，动员社会各方面力量和资源，快速提升供给力量。

### 四、长期照护的服务模式

老年人长期照护的服务形式各不相同，但都充分体现了人性化的理念。长期照护的主要模式按照场所可以分为三类：一是居家照护，二是社区照护，三是集中机构照护。居家照护主要指由家庭成员或亲属等在家庭中提供的照护服务，家庭照护一般不提供报酬，不与任一组织挂钩；社区照护是指社区提供适当程度的干预和支持，以使人们能获得最大的自主性，掌握自己的生活；集中机构照护的类型很多，主要包括老年公寓、团体之家、日间照料中心、护理院、福利院、敬老院、养老院、临终关怀机构等。缓解老年人长期照护服务需求的压力，实现老年人长期照护服务供给来源多元化已经成为一种共识，目前以社区和家庭为基础的"就地养老"，互联网模式下的"智慧养老"，以及"互助养老"等趋势和要求，都对长期照护服务模式的发展带来了新的思路和方法，实现对现有的老年人长期照护服务模式的有效整合，构建不同模式之间的协同机制，必然是大势所趋。

（一）居家长期照护

1. 居家长期照护的概念

居家长期照护主要是指老人在家庭接受长期照护服务的模式，主要包括两个层次：由家人提供家庭照护服务，老年人居住在家庭环境中，家庭成员承担了对老年人经济支持、生活照料和精神慰藉的全部责任；家庭照护服务的内容非常全面，涵盖了日常生活居家服务、居家护理。

2. 居家长期照护特点

（1）居家长期照护是传统伦理道德的要求，符合我国传统的"孝道"文化和老年人的养老观念。由家庭赡养老年人不仅是我国传统道德伦理的要求，同时也是我国《宪法》和《老年人权益保障法》的要求，是我国老年人首选的长期照护模式。然而，一定质量的家庭照护对子女而言，时间、医疗成本较高，部分家庭难以负担，这就使得一方面，老年人无法得到足够的照料；另一方面，家庭在提供老年人长期照护方面的负担则越来越重。

（2）居家长期照护是3种模式中唯一写入我国宪法，由法律保障的模式。

（3）家庭作为长期照护单元，独立完成长期照护。

（4）居家长期照护以生活照料、精神慰藉为主，专业化的医疗护理依赖于专业医疗护理机构。家庭照护能使老年人在熟悉的居住环境中得到家人的照护，为老年人提供精神支持与情感慰藉，有利于老年人身心健康。

3. 居家长期照护的内容

居家长期照护的内容非常全面，覆盖了包括日常生活居家服务、居家护理、送餐服务、紧急救援服务和住宅修缮等各个方面。

4. 国内外居家长期照护经验

很多国家和地区已经将居家照护定位为主要的老年照护模式，并为老年人居家照护提供了相当多的支持。比如，提供居家护理，提供老年人居所改善补助，提供专门的探访以及推动"睦邻计划"以改善邻里关系，等等，为老年人居家照护提供方便。世界卫生组织指出，可持续的、适度的、有效率的居家照护是一个国家医疗和社会服务体系的重要组成部分，需要政府、个人、非营利组织、志愿者以及传统医疗部门的协调行动，为发展、执行、加强居家长期照护提供动力。

居家长期照护一直以来都是我国最主要的老年人照护服务模式，然而随着人口老龄化危机的到来，家庭日益核心化、小型化，家庭护理服务的力量被极大地削弱。在当代，尽管家庭核心化和少子化导致家庭照护功能弱化，但是它依然是个体可以依赖的基本支持体系，在部分地区甚至是其最主要的支持体系，家庭在养老方面的功能和地位仍然是不可或缺的,在部分地区甚至是不可取代的。

(二) 社区式长期照护

1. 社区式长期照护的概念

社区式长期照护是针对社区或家庭中有身心功能障碍且需要依赖他人帮助日常生活的人提供适当程度的干预和支持,以使人们能获得最大的自主性,掌握自己的生活。社区式长期照护,提供不仅包括生活照料类、医疗护理类、精神慰藉类等,还包括法律维权类、文化娱乐类等老年人生活的诸多方面的服务;在服务形式上,主要是由相应的社区机构(如居家养老服务中心)提供各种上门服务,如门诊、出诊、抢救危重病人、家庭病床、建立医疗保健合同、健康教育咨询、发放"健康联系卡"和社区内暂托服务等;在财政支持上,采取政府购买服务、社会购买服务、低偿服务、有偿服务(自己购买服务)、志愿者服务等方式;在服务提供者方面,分为非专业和专业的服务提供,分别负责解决老年人不同方面的问题。

2. 社区式长期照护的特点

(1) 老年人居住在家中,而不是居住在任何的机构中。

(2) 护理活动多发生在老年人居住地,即在家庭和所在社区。

(3) 社区式长期照护的服务内容包括老年人的日常生活照料、医疗护理服务以及精神慰藉,分为专业人员提供的专业服务和非专业人员提供的协助照料服务。在精神慰藉方面,在公园等地设立老年人谈心亭,建立社区志愿者陪护队,设立老年人陪护站、心理咨询服务站、老年人精神赡养求助热线等。这些不仅丰富了老年人的生活,满足老年人的精神需求,也有利于老年人在生理和心理上都保持健康。

(4) 社区式长期照护由社会或社区的专门组织和机构中的专业人员和从业人员及少量志愿者提供,不同于家庭式长期照护,是社会化的服务形式。

(5) 政府通过购买服务等形式,在不同程度上负担各种长期照护所产生的费用。

3. 国内外社区式长期照护的经验

发达国家(地区)的经验显示,即使在人口已经老龄化的社会,也没有哪个国家老年照护机构的老年人口超过这个国家老年人口总数的5%。社区作为联系家庭和社会的服务平台,既能提供老人相对熟悉的生活环境、行动和生活方式,自由度高,又避免了单纯依靠子女的家庭照护的局限性;同时,社区照护的覆盖面大,可以为社区内绝大多数需要护理的老年人提供服务,并且能够有效地利用社区资源,合理配置并充分利用各类服务设施。随着养老压力的加大,社区服务所起的作用越来越大。在发达国家(地区),随着社区照护的快速发展,除在社区内设置相应的日常服务机构、日托照料、活动中心等满足居家老年人日常需求的服务设施外,老年社区也发展蓬勃。社区照护是目前发达国家长期照护服务体系的主要发展趋势,也将是我国长期照护服务体系的建设重点,将在我国老年人长期照护中起到非常重要的作用。社区照护的功能是全方位的,它使老年人有一个健康的生活氛围,有利于老年人的健康,甚至有可能促进老年人的失能和残障水平的下降,减轻长期照护需求的压力。

(三)集中机构长期照护

1. 集中机构长期照护概念

集中机构长期照护是指老人集中在养老机构接受照护服务,是长期照护服务中最常见的模式。欧洲国家推行福利制度时,推崇的就是发展各种各样的照护机构。长期照护机构所提供的服务内容,可分为日常生活照料服务、医疗护理服务、特别照护服务三大类。西方的老年照护机构不仅仅局限于大型的提供生活照料和医疗护理全方位服务的养老院,很多社区也会兴办一些类似的老年人照护机构,如托老所、社区养老院、生活护理院等,这使社区照护和机构照护的边界变得不那么清晰。将老年人集中在专业机构内照护,服务递送直接及时,政府的资金可集中投入,管理方便。

集中机构长期照护包括公立机构照护和民营机构照护,公立机构照护主要是指敬老院、托老所等机构提供的照护服务。机构照护模式可被进一步划分为福利制机构养老和社会化机构养老,前者主要提供公益性的、公共福利性质的养老服务,后者则主要由"混合福利经济"性质的社会化养老机构提供长期照护服务。

2. 集中机构照护的特点

(1) 老年人集中居住于特定的机构中,得到专业和连续的服务。

(2) 机构及其工作人员是专门为老年人服务的,即使他们不是专业人员。

(3) "三无""五保"老年人的一切服务由国家买单,其余老年人则需要自己或家人为其付费,这往往超出老年人的经济承受力,使得服务覆盖面窄,社会资源利用率低。

(4) 投资建设机构和添置床位成本高。

(5) 机构照护集体化、制度化的管理使得老年人生活缺乏自由。

3. 国内外集中机构照护介绍

发达国家相对成熟的做法是将机构照护划分为不同的层次,以针对不同年龄和不同健康情况的老年人。我国《老年人社会福利机构基本规范》根据老年人日常生活自理能力和需要,将机构中的照护对象分为自理老人(一般照护护理)、介助老人(半照护护理)、介护老人(全照护护理)。但我国长期照护机构内对于服务对象的照护分级制度执行不规范,部分机构执行自定分级标准或根本没有分级。国家老龄办 2015 年发布的《中国养老机构发展研究报告》显示,受访的 257 家养老机构中,自理(完全自理)190.8 万人,介助(半自理)35.0 万人,介护(不能自理)16.8 万人,也就是说,机构养老的服务对象仍以能自理的老人为主。而且开展的服务内容以日常生活照料为主,康复、日常保健等服务没有很好展开,医疗护理服务则主要依托于就近的医疗机构。

4. 我国开办的长期照护服务机构

(1) 福利院和敬老院。福利院和敬老院是我国传统的养老机构,它们都是政府开办或政府与集体合办的面向特殊老年群体的社会福利机构。因为它们面向的是社会最弱势的群体,以收养"三无"老人和农村"五保户"中特困的老人为主,覆盖面很窄,而且大多数福利院和敬老院因资金短缺而条件差、服务质量差,所以入住老人的满意度低。从长期照护需求的角度看,此两者无论是覆盖人群还是现有的经营状况都不能很好地履行长期照护的功能,但作为社会福利机构,它们的作用也是不可替代的。

(2) 老年公寓和托老所。老年公寓和托老所是面向全部老年对象的养老机构,打破了过去只接受"三无"和"五保户"老人的局限性。以民办为主,政府和集体进行扶持,允许在政府的监督下收取合理的费用满足成本的需要,可以略有盈余,以备机构的生存和发展所需。这种方式打开了民间投资的渠道,有利于解决资金短缺的问题,而且机构间引入竞争机制,有利于提高服务质量。老年公寓规模比较大,硬件设施比较好,但由于收费较高,因此只是高经济收入老年人的选择。家庭托老所是由个人或集体投资开办,并由家庭经营的养老机构,它接受老年人子女与亲属的委托，对老年人进行照料和看护。

（3）老年康复医院和临终关怀医院。老年康复医院主要收治患有老年慢性病，如老年痴呆、中风偏瘫之类的老人，那些没有大病、生活可以自理的老人不是其服务对象。老年康复医院除了看护照料之外，还要对老人进行康复治疗，实际上带有老年人慢性病医院的性质。

临终关怀医院有别于一般的医院，与康复医院的性质也有差别，它以"善终"服务为宗旨，专门收留年迈久病、弥留于人世的老人，以生活护理和临床护理为主，姑息、支持疗法为辅，为患者做生活护理，并通过谈心、暗示等心理疗法，缓解、疏导情绪，以此来延长生命，减少痛苦。

5. 我国长期照护服务机构存在的问题

（1）服务机构的总量不少，但适合于失能老年人入住的服务机构太少。地段和服务较好的养老机构几乎是"一床难求"。

（2）老年长期照护服务机构资源配置的公平性不足，效率也不高。资源在人群之间、区域之间、城乡之间的配置失衡，少数人占用大部分资源，有限的资源被少数人享用，大量的老年人享受不到照护服务，尤其是未能享受到政府提供的老年照护服务。

（3）养老机构入住"冷热不均"。

（4）养老机构的区域布局不合理，一些地方把养老院规划在边远的地段，不适合老年人居住。

（5）养老机构中护理型床位偏少。许多养老机构很少收失能老年人，与养老机构设立的宗旨相悖。

（6）养、护、医、送四大功能分离，长期照护缺乏家居认同和亲情滋养，农村照护机构的非规范发展等问题。

我国老年长期照护机构存在经营能力较弱、照护人才十分短缺、功能过于单一、资源利用效率低下、缺少疾病治疗功能模块等问题。过去几十年，民办长期老年照护机构大都按照市场化机制运营，但未能取得市场化的效果。现阶段我国长期照护机构还存在低价格→低质量→低入住率的不良循环模式等问题。随着人口老龄化的发展，社会化长期照护服务机构模式作为重要补充，势必应该逐步建立，机构长期照护在我国将发挥着越来越重要的作用，尤其是随着人口结构的急剧变迁，社会化养老服务的需求量势必逐步增大，长期照护服务机构在国家养老服务体系中将具有"支撑"地位而不仅仅是"补充"。

(王海彦)

## 第二节 老年人的家庭护理和机构护理

### 一、老年人的家庭护理

(一) 老年人家庭护理定义

家庭护理是以家庭为服务单位,家庭成员为服务对象,护士与家庭成员共同参与,运用护理程序对整个家庭,及其亚系统中处于不同健康水平的成员提供专业性护理服务,维护家庭健康的系列化和多样化护理活动。它以促进和保护家庭健康为目的,预防和减少家庭成员疾病及并发症发生,帮助家庭成员护理和适应疾病,以发挥成员最大的健康潜能。

与传统护理模式不同,以家庭为中心的护理突出强调了家庭在整个疾病过程中发挥的重要作用,其核心概念可简单概括为尊重、支持、灵活、选择、合作、信息、授权及力量。家庭护理强调护理需要重视家庭的作用,而不是单纯依靠医护人员进行管理和护理。

什么样的老人需要家庭护理?失能老人、高龄老人、独居老人、患有慢性疾病但不需要住院治疗的老人、生活部分自理或者完全不能自理的老人、老年痴呆患者和孤残老人等都需要家庭护理。

(二) 老年人家庭护理的发展和现状

以家庭为中心的护理起源于美国,于20世纪90年代进入中国,发展家庭护理不仅可以为老年人提供必要的照料服务,使老人在家里就能享受到便利的长期照顾,还可以大大减少全民医疗保健费用支出,家庭护理成为包括英国在内的许多发达国家的基本卫生保健政策。目前,中国正式的或非正式的老年人家庭护理服务需求呈上升趋势。一方面社会劳动人口比例下降,老年人赡养系数增大,社会或家庭经济负担增加。另一方面,老年人由于慢性病较多,康复锻炼需要的时间长,需要住院的时间长,这与医院的床位紧张,要求高床位周转率相矛盾,又由于家庭人口小型化，独居老人越来越普遍，子女不可能总陪伴在老人身边照顾，加之老年人自我保健意识和能力普遍较差，亲属对老人的护理，只是生活上的照料和感情上的付出，满足不了老人的保健需求。有调查表明，在被调查的1696名上海城市65岁及以上并明确表态的老人中，目前希望最好在家中养老的占96.8%，希望最好入住养老机构的占32%。且多数老人如果自己过去没有较多积蓄或子女不给予较多资助，光凭自己的养老金基本收入要入住养老机构便相当困难。因而，使医疗护理走进家庭，使长期医疗照顾在家庭中实现是目前最有利的解决方式。

1. 中国老年人家庭护理的主要形式

一是开展家庭病床，护士到患者家里去做护理工作；二是护士指导患者及家属自己完成护理工作，这两种方式是我国目前家庭护理工作中最主要的形式。而家庭护理的主要内容还是主要针对各种疾病的基础护理治疗或对老人现存问题的对症护理方式，仍停留在恢复健康和减轻痛苦，而没有真正做到全方位的"增进健康、预防疾病、恢复健康、减轻痛苦"。

2. 国外老年人家庭护理模式

人口老龄化问题是各个国家都在面对的，家庭护理模式在美国、日本、英国等国家起步相对较早，也相对完善。在美国，为居家老人提供护理的人员种类较多，根据是否接受过专门训练可分为：非正规和正规护理人员。非正规护理人员是老人的亲朋以及各种社会服务的志愿者。他们通常没有经过专门训练，须在正规护士的指导下工作，主要协助老人的日常生活起居。正规护理人员均接受过不同年限的专业培训和教育，可为患者提供安全有效的专业护理服务，如病情评估、静脉注射、指导老年人服药、伤口护理等。各类护士的工作性质基本相似，仅在专业程度上不尽相同，如专业护士仅能提供初级保健，而专科护士则可提供高度专业化的护理。在日本，老年病医院和养老机构开展多种服务项目，采用流程化管理模式，老年人可以参考专业评估和个人意愿自行选择服务项目，多元化的服务使老人们享受到全方位的护理服务。其中在家中实施的服务项目有窗口型服务、家庭访问护理员、家庭访问医疗护理和对外援助事业等。窗口型服务是指养老机构人员深入社区和家庭的服务项目，主要包括家庭医疗、家访护理、家政服务等服务项目。对外援助事业是针对任何有健康和养老问题的老年人，为老人及其家人着想，全面解决老人健康和生活方面的需要。

（三）老年人家庭护理卫生要求

家庭卫生是老年人家庭护理重要环节，不仅关系到老年人身体健康，也关系到老年人生活质量。家庭卫生包括居室清洁整理、厨房卫生、垃圾卫生、食品安全卫生及老年人个人卫生等。老年人家庭护理卫生要求具体如下。

1. 居室环境卫生

地面保持清洁、干燥。使用的家具物品放置有序，方便使用。注意每月定时移动、打扫大型家具覆盖的地面，清理卫生死角，预防细菌滋生。床单、被褥每周更换清洗，被褥枕头经常晾晒。保持居室清洁干净，整洁无异味。墙壁无积灰和挂蜘蛛网情况。厨房灶台干净无油垢；锅干净，没糊点，锅沿没黑灰；刀锋利，刀面无锈迹、污物；墩子、砧板生熟分开，保持干燥，备用；餐具、用物及时清洁，定点摆放，保证干燥整洁。冰箱定期清洗、除霜、除臭。厨房垃圾，如剩菜剩饭、蔬菜果皮、食物废料等要做到及时清理，避免细菌滋生及异味产生。要及时打扫，及时、正确处理垃圾，把垃圾装入专用袋放入垃圾容器，或者直接倒入垃圾容器中。

2. 食品安全卫生

病从口入，家庭食品卫生是关系到老年人身体健康的直接因素。食品不卫生，会导致急性胃肠炎、肝炎、寄生虫病、食物中毒等多种危险疾病，危害老年人身体健康。食物选择要新鲜，确保在保质期内，禁止选择看上去已有腐败、霉烂、生虫、污秽、混有异物的食物；闻上去有油质酸败、不属于食物本身的异常味道的食物；其他性状异常，含有毒有害物质或者被有毒有害物质污染，可能对人体健康有害的食物；没有经过卫生检验或者检验不合格的肉类及其制品；包装、标签不符合规定及超过保质期的定型包装食品；所有不符合食品卫生标准和要求的食品。食物的保存原则，是尽量保证食物的新鲜度及保留食材的营养价值，避免食材腐坏变质、营养流失。注意：食物不论保存得多好，时间长了也容易变质，所以不要过多储存及过长时间放置食材。应该有计划地进行购买，做到少储存、快食用，经常检查各种食物有效期，一旦过期，应立即丢弃。

3. 老年人个人卫生

老年人身体抵抗力降低，注意个人卫生是预防疾病的基本要求，也是提高老年人生活质量，保证老年人舒适、安全的基本方式。老年人个人卫生要求勤洗手、勤洗澡、勤理发、勤剪指甲、勤更衣；注意口腔卫生、注意会阴及肛门卫生、注意用眼卫生、注意饮食卫生；还要注意心理卫生，学会自我调节，培养良好的心理状态，以防心理问题逐渐堆积形成严重的心理障碍疾病，如老年抑郁症、老年疑病症、老年焦虑症等。

（四）老年人家庭护理中家属及护理人员对老年人生活自理能力的评估

生活自理能力是人们在每日生活中，为了照顾自己的衣食住行、保持个人卫生整洁、进行独立的社区活动所必需的一系列基本活动。日常生活能力对每个人来说都是至关重要的，生活能力的丧失是老年人需要护理的最主要原因，也是造成老年人意外伤害的直接原因。通过生活自理能力评估，可以帮助老年人及家属及时掌握老人生活自理情况，及时采取相应防范措施。评估要求客观、真实、全面，避免"霍桑效应"，即老年人在进行某项活动时，表现得很出色而掩盖了平时的状态。及时根据评估结果对老年人采取相应护理措施，家属及护理员可以根据评估结果及时调整护理措施。

（五）老年人家庭护理中常见意外伤害处理

1. 摔倒

摔倒是老年人最常见的意外伤害，轻可造成擦伤、扭伤等，而严重摔伤，如骨折、颅脑损伤等，则可造成不可逆损害甚至危及老年人生命。老人摔倒时，不要急着拖拽老人起来，要就地查看老人伤情，询问老人自觉症状，没有异常才能小心扶起老人，妥善安置。如有异常要及时求救、及时送医或就地等待专业人员救援。

2. 扭伤

当关节周围的韧带被拉伸得过于严重，超出了其所能承受的程度时，就会发生扭伤，扭伤通常还伴随着青紫与水肿。老人走路时不小心常会把脚扭伤，如果脚扭伤后能持重站立，勉强走路，说明扭伤程度轻。扭伤一旦发生要尽快冰敷，以收缩血管，减少出血。扭伤24小时之内，尽量持续冰敷，禁止热敷并停止活动，同时将受伤部位垫高。24小时之后，出血停止，可以给患处热敷，促进受伤部位的瘀血消散，减轻组织水肿。扭伤初期不要随意活动受伤的关节，否则容易造成韧带撕裂，恢复起来相对比较困难。如果脚扭伤后足踝活动时有剧痛，不能持重站立或挪步，按压时有疼痛感的地方在骨头上，并逐渐肿起来，说明可能伤到骨头，应立即去医院摄片诊治。

3. 老年人进食噎呛

老年人进食时发生噎呛，可造成严重呼吸困难或窒息，危及生命。表现为突然呛咳、不能发音、呼吸急促、喘鸣、皮肤紫绀，严重者迅速出现意识障碍，呼吸心跳停止，所以一旦发生噎呛要立即施救。国际上公认的"海姆立克急救法"（腹部冲击法）就是发生噎呛时的有效救助方法。

4. 呼吸心跳骤停

呼吸心跳骤停提示心脏突然停止跳动，大动脉搏动与心音消失，重要器官如脑严重缺血、缺氧，导致生命终止。这种出乎意料的突然死亡，医学上又称"猝死"。老年人发生心跳骤停的原因有很多种，但冠心病患者中出现心脏骤停的比例较大。一旦发现应立即急救。首先，轻拍重喊，检查老人反映，若呼唤病人无回应，压眶上、眶下无反应，即可确定病人已处于昏迷状态。再注意观察病人胸腹部有无起伏呼吸运动。如触颈动脉和股动脉无搏动，心前区听不到心跳声，可判定已心跳骤停。此时应立即使老人平卧，松开领口、腰带，将老人头向后仰，打开气道。注意清除口腔内异物（包括假牙），防止异物堵塞呼吸道。立即行CPR（心肺复苏）急救。

5. 脑卒中

脑卒中也称为中风，是脑血管意外的总称。由于本病发病率高、死亡率高、致残率高、复发率高以及并发症多的特点，所以医学界把它同冠心病、癌症并列为威胁人类健康的三大疾病之一。脑卒中可分为出血性脑卒中和缺血性脑卒中。出血性脑卒中包括脑出血、蛛网膜下腔出血；缺血性脑卒中包括脑梗塞、脑血栓。它们是以猝然昏倒，不省人事，伴发口角歪斜、语言不利而出现半身不遂为主要症状的一类疾病。重视中风的先兆征象，如发现头晕、头痛、肢体麻木、昏沉嗜睡、性格反常时，就应采取治疗措施，避免中风的发生。病人不管在什么地方（不论是浴室、卧房或客厅）发生脑卒中，都不可搬动，因为，假若移动，会加速微血管的破裂。要保证患者呼吸通畅，将头偏向一侧，防止患者呕吐堵塞呼吸道。及时拨打120急救电话求救。

（六）老年人家庭护理中家人陪伴对老人的重要意义

老年人晚年时与朋友和家人在一起对其机体的健康非常有益，同家人亲密接触可以降低死亡风险。多伦多大学 Dalla Lana 公共卫生学院的研究者 James Iveniuk 及其同事通过研究发现,有较多家庭成员或与家庭成员关系密切的老年人死亡风险较低,而且这种关联与老年人交朋友与否并无关联,仅家人(家庭成员)陪伴就可以降低个体在晚年的死亡率。据 2010 年一项来自美国退休人员协会(American Association of Retired Persons)的研究报告指出,大约32%的年龄在60至69岁的老年人以及25%的年龄在70岁及以上的老年人会感觉到孤独,而且相比不孤独的老年人而言,这些个体的健康状况往往较差。很少同家庭成员及朋友面对面交流的老年人往往患抑郁症的风险会加倍。夫妻吵架、家人不合、生活困难、亲属生病或死亡、晚年婚姻问题等都会让老人产生心理危机,如果再加上自己身患重病,就很容易让他们抑郁或者绝望,所以建议老人们要跟亲人朋友多沟通、多交流。对于身患重病的老人,家人的陪伴和必要的抚慰是必不可少的,这样可以给老人带去精神上的支持,避免老人出现极端想法。

(七)中国老年人家庭护理展望

在我国老年人家庭护理起步较晚,作为社区护理的重要方面,需要迅速发展,以解决现阶段的老年人护理问题。可以借鉴国外先进的老年人护理经验,例如澳大利亚由专门的、非盈利的、非政府的护理机构全权负责这方面就是很好的一种方式。首先非盈利性就排除了其处处为金钱损害老年人权利的可能,另外其非政府性就自然增加了其良性的竞争机制有利于机构的自我不断改善发展,而不会有政府垄断出现。现在也有中国学者提出要积极挖掘潜力,调动院内护理人员的积极性,同时挖掘市场潜力,最大限度地利用一切资源,以家庭护理中心的模式,更好地为社区居民服务,相信在不久的将来,我国的老年人家庭护理体系将逐步走向完善、走向成熟。

## 二、老年人的机构护理

机构养老服务是社会养老服务体系的重要支撑,也是目前中国养老的一种常见模式,其理论基础是适度普惠型福利理论、福利多元主义理论和基本公共服务均等化理论。现在国际上的发展方向正从机构化到去机构化转变。

(一)机构养老的优缺点

机构型养老,老人集中由专人管理,具有一些其他养老方式不能做到的优势。首先,养老机构硬件设备齐全,可以根据老年人自身的特点置办运动器械、营造娱乐场所,甚至可以根据老年人因身体衰退引起的不便而专门构建房屋、电梯、洗手间、保健或医务室等。其次,养老机构所安排的服务人员都是经过专业培训,有一定专业技能的高素质人员,相比其他养老方式的养老,能够更好地服务老人,能够兼顾老人的心理和生理照护。再次,在养老机构养老,能够为老年人提供交友机会,并且机构可以根据老人的兴趣爱好定期开展活动,使他们生活更丰富多彩而不致寂寞。但同时机构养老往往需要自建物业,这就造成投资大、成本回收周期长的问题;同时由于法律制度不健全,对经营中发生的机构内的伤病、死亡等重大问题没有相应明确的解决办法,时有纠纷困扰也是制约机构养老发展的一大问题。

(二)机构护理的核心思想

养老机构中根据老人的情况会提供不同程度的护理,对老人的划分初步可以分为:自理老人、介助老人、介护老人。

自理老人:指日常生活完全自理的,不依赖他人护理的老人。

介助老人:日常生活行为依赖扶手、拐杖、轮椅和升降等设施帮助的老人。

介护老人:日常生活行为依赖他人护理的老人。

因为老年人随着年龄的增大,其机体在结构与生理方面出现不同程度的退行性改变,引发许多心理问题,会严重地影响老年人的身心健康。所以在进行老年人护理时应结合他们生理功能改变的特点,同时考虑到身体和心理两方面的情况。机构提供养老服务时要坚持以人为本的基本理念,把一切为了满足老年人的养老服务需求、确保老年人的生活质量作为根本出发点和落脚点;坚持满足需要、责任共担、协调发展、因地制宜四项基本原则。

(三)机构中的养老护理

随着人口老龄化的进程,人们养老理念的改变,越来越多的老人进入养老机构养老,这就要求养老机构有一支专业的护理队伍。要能正确认识护理工作的意义,正确对待自己的工作岗位才能干好养老服务工作。

(1)养老护理员是专门以老年人为护理对象的护理从业人员,一般指在社会养老服务机构工作的护理从业人员。专职机构中的养老护理员应该满足以下几个方面。

首先，对待护理对象的态度应该亲切、耐心，并体现足够的尊重。老年人因为机体功能的退化，会产生心理恐慌、担心身体每况愈下、担心生活在孤独之中等。所有的这些担心最终会表现在对周围人的依赖上，他们越来越依赖于亲近的人对自己的关注与照顾（这里亲近的人一般是家人，而在养老机构中也包括照顾他的护理工作者），也会对他人对待自己的态度十分敏感，呈现出敏感易怒的情绪。护理人员要随时注意老人的情绪变化，平时交往中需要注意用语和态度。同时因为老人会出现行动举止逐渐缓慢、反应迟缓、适应能力较差、唠叨、记忆力减退等问题，要求与老人接触的人员有足够的耐心。

其次，从事老年护理服务的从业人员应该接受专门的老年护理专业教育。很多老年人把养老机构作为人生最后的归宿，从老年人入住养老机构开始，养老护理员就要做好陪伴老年人走完人生最后旅程的准备。养老护理是从事老年人生活照料、护理和精神慰藉的一种新型职业，工作内容涉及老人生活的方方面面，需要护理人员除了具有基本的卫生护理知识外，还能够很清楚了解老人的生理和心理特点。

（2）养老护理员的工作内容：

①提供生活照料，满足老年人的基本生活需求。当一个老人因为身体组织器官的日渐衰退，由过去的意气风发、健步如飞，到如今的步履蹒跚、生活不能自理时，他最需要的就是护理人员能为他解决生活问题。所以看似简单的对吃喝拉撒等的照料工作对老年人非常重要。

②提供基础护理，减轻老年人身体痛苦。进入养老机构需要护理员照护的老人，绝大多数身体都伴随着功能性衰老和疾病，而且随着时间推移会越来越严重，现代医学已经无法逆转这种情况。对于他们来说医学的治疗已经不是最重要的，他们更需要的反而是缓解症状和减轻痛苦，所以可能协助医护人员为老年人换药、服药、吸氧、吸痰、鼻饲、口腔护理、皮肤护理、管道护理、基础救护等工作是护理员每天需要面对的。

③提供康复护理，提高老年人的生命质量。现在随着社会的发展，疾病谱也在发生变化，糖尿病、高血压、动脉粥样硬化等慢性退行性疾病不断增多。虽然随着诊疗技术的提高，死亡率大幅下降，但是这些病症造成的如瘫痪、失语、智能障碍等的致残率不断升高，因此，掌握康复知识，为这部分老人提高服务，也是养老护理员分内的工作。

④提供心理护理,给老年人和家属一种心理支持。随着身体的衰老而疾病缠身直至生活不能自理、需要别人照顾,老年人生理和心理都遭受巨大痛苦。有研究显示,2000—2010年间我国老年人抑郁症平均发病率为22.3%,这提醒我们在关注老人身体健康的同时也不能忽略他们的心理健康。为了更好地服务老人,护理员应该具备一定的心理学知识。

⑤提供临终关怀服务,维护老年人生命尊严。生、老、病、死是人生都要经历的过程,作为老人,死亡是无法避免的话题,在生命最后的时刻,临终关怀的存在不仅能够有利于提高老年人在临终阶段的生活照料质量,同时也能够缓解老年人在精神上的压力,减轻老年人的心理痛苦。

(三) 老人的临终关怀

临终关怀是一种特殊的卫生保健服务,是为临终病人及其家属提供的生理、社会、精神等方面的全面支持与照护。早在中世纪,比利时某个社区设立了"温暖之家",而在1世纪之前,欧洲开始有了少数的临终关怀组织,作为垂死病人之家。但是在世界范围内,临终关怀学作为一门相对独立的学科存在只有40多年的时间。20世纪60年代,英国护士Saunders建立世界著名的圣克里斯多弗临终关怀医院,随后美国、日本等发达国家也相继开展临终关怀。1988年7月15日,天津医科大学创建了我国第一所临终关怀研究中心和临终关怀病房,标志着中国大陆地区正式开始临终关怀事业。

现阶段,临终关怀在中国的本土化进程受到了临终者死亡观念、缺乏社会教育宣传、经济投入不足等因素的制约,但随着我国老龄化进程的加快,临终关怀将会被更多的人需要。目前我国临终关怀的组织形式主要有三种:临终关怀专门机构、综合性医院内附设临终关怀病房及居家照料,但地区分布上比较局限,主要集中在北京、上海和沿海发达城市。

临终关怀的护理包括四方面的内容:

1. 以照料为中心

对临终病人来讲,治愈希望已变得十分渺茫,而最需要的是身体舒适、控制疼痛、生活护理和心理支持,因此目标已由以治疗为主转为以对症处理和护理照顾为主。

2. 维护人的尊严

患者尽管处于临终阶段，但个人尊严不应该因生命活力降低而递减，个人权利也不可因身体衰竭而被剥夺，只要未进入昏迷阶段，仍具有思想和感情，医护人员应维护和支持其个人权利，如保留个人隐私和自己的生活方式，参与医疗护理方案的制定，选择死亡方式等。

3. 提高临终生活质量

临终生活也是生活，是一种特殊类型的生活。有些人片面地认为临终就是等待死亡，生活已没有价值，病人也变得消沉，对周围的一切失去兴趣，甚至有的医护人员也这样认为，并表现出面孔冷漠，态度、语言生硬，操作粗鲁，这是非常错误的态度。正确认识和尊重病人最后生活的价值，提高其生活质量是对临终病人最有效的服务。

4. 共同面对死亡

有生便有死，死亡和出生一样是客观世界的自然规律，是不可违背的，是每个人都要经历的事实，正是死亡才使生显得有意义。医护人员应该认识到临终病人只是比我们早些面对死亡的人，他们的现在也是我们以后要面临的。所以要树立珍惜生命、珍惜时间、能迎接挑战、勇敢面对的态度。

临终关怀是一项长远的事业，为了能很好地达到关怀的目的，工作人员首先应建立正确的生死观，然后才能坦然地指导病人面对死亡、接受死亡，珍惜即将结束的生命的价值，同时应和临终病人一起共同面对死亡，将他们的经历视为自己的体验，要有恰当的移情，站在他们的角度去想和处理一些事情。

（喻箴　金凤）

**参考文献：**

[1] 张笑天，吕海清. 城市老年人长期照护保障体制探讨 [J]. 中国卫生事业管理，1995（9）：483-485.

[2] 黄方超，王玉环. 老年人长期护理模式研究进展 [J]. 护理学杂志：综合版，2010（10）：90-94.

[3] 娄方丽，尚少梅. "Long-term care" 概念辨析 [J]. 护士进修杂志，2012（22）：2035-2037.

［4］田申.我国老年人口长期护理需要与利用现状分析［J］.中国公共卫生管理，2005（1）：71-73.

［5］Huber M, Hennessy P. Long-term care for older people［M］. OECD Publishing, 2005.

［6］荆涛.建立适合中国国情的长期护理保险制度模式［J］.保险研究，2010（4）：77-82.

［7］Asberg KH. The common language of Katz's index of ADL in six studies of aged and disabled patients［J］. Scandinavian Journal of Caring Sciences, 1988, 2: 171-178.

［8］Health Canada. Long-Term Facilities-Based Care［EB/OL］. Accessed 23 January 2017.

［9］Adalbert Evers, Thomas Olk, etc. Wohlfahrtspluralismus: vom Wohlfahrtsstaat zur Wohlfahrtsgesellschaft. Springer-Verlag, 2013.

［10］彭华民，黄叶青.福利多元主义：福利提供从国家到多元部门的转型［J］.南开学报：哲学社会科学版，2006（6）：40-48.

［11］刘乃睿，于新循.论我国孝道传统下老年人长期照护制度的构建［J］.西南大学学报：人文社会科学版，2008（5）：106-110.

［12］Administration on Aging. About AoA［EB/OL］.（20150921）［20170107］. http://www.aoa.gov/AoARoot/About/index.aspx.

［13］Group W S. Home-based long-term care［J］. World Health Organization Technical Report, 2000, 898: i.

［14］邓颖，李宁秀，刘朝杰，等.老年人养老模式选择的影响因素研究［J］.中国公共卫生，2003（6）：731-732.

［15］徐勤，汤哲.我国长期护理的现状与趋势［J］.人口与经济，2007（2）.

［16］龚静怡.居家养老—社区养老服务：符合中国国情的城镇养老模式［J］.河海大学学报：哲学社会科学版，2004（4）：72-74.

［17］曹艳春，王建云.老年长期照护研究综述［J］.社会保障研究，2013（3）：56-65.

［18］尚振坤.中国养老机构的服务与管理［J］.人口与经济，2008（2）：

50-54.

[19] 中华人民共和国民政部. 中华人民共和国行业标准——老年人社会福利机构基本规范 [S]. 2001.

[20] 中央政府门户网站. 民政部发布2010年社会服务发展统计报告 [EB/OL]. (20110616) [20170107] http://www.gov.cn/gzdt/2011-06/16/content_1885931.htm

[21] 陈雪萍, 章冬瑛, 倪荣, 等. 杭州市养老机构为老服务现状调查与对策 [J]. 护理学杂志: 综合版, 2008 (11): 13-15.

[22] 曾友燕, 王志红. 英国老年人家庭护理服务需求现状及其成本预算模式 [J]. 中华护理杂志, 2005 (12): 953-954.

[23] 李艳菊, 杨帆, 黄赛云, 等. 我国家庭护理实施状况 [J]. 武警后勤学院学报医学版, 2005 (5): 424-425.

[24] 宋伟利, 缪景霞, 罗宇玲. 我国老年社区护理的现状 [J]. 中华现代护理杂志, 2004 (12): 1161-1162.

[25] 芦姗姗. 中国老年人家庭护理的现状需求与展望 [J]. 中华现代护理学杂志, 2008 (10): 871-873.

[26] 刘腊梅, 吕伟波, 周兰姝. 美国老年家庭护理现状分析及对我国的启示 [J]. 解放军护理杂志, 2007 (1): 39-41.

[27] 杨左军. 介绍日本老年护理服务的形式 [J]. 中华护理杂志, 2003 (4): 316-317.

[28] 陈国伶, 邵爱和, 吴亚君, 等. 家庭护理中心在社区护理中的地位 [J]. 中国实用护理杂志, 2004 (6): 60-61.

[29] 李伟. 关于机构养老的认识误区、理性原则及完善对策 [J]. 城市问题, 2015 (1): 67-74.

[30] . 穆光宗. 我国机构养老发展的困境与对策 [J]. 华中师范大学学报: 人文社会科学版, 2012 (2): 31-38.

[31] 袁慧云, 李静. 养老护理专业服务教程 [M]. 昆明: 云南人民出版社, 2014.

[32] 国家职业资格培训教程——养老护理员 (基础知识) [M]. 北京: 中国劳动社会保障出版社, 2016.

[33] 张玲,徐勇,聂宏伟. 2000—2010 年中国老年人抑郁患病率的 meta 分析 [J]. 中国老年学杂志, 2011 (17): 3349-3352.

[34] 童林泉,陈丽. 中国 25 年老年人抑郁研究的内容分析 [J]. 中国老年学杂志, 2016 (11): 2780-2781.

[35] 曹雯菁. 老龄化背景下的临终关怀问题研究 [D]. 西北师范大学, 2015.

[36] 王野,周慧,潘思宇. "临终关怀"存在的问题与发展策略 [J]. 中外企业家, 2014 (9): 231-232.

[37] 肖水源,王玮,阳燕. 中国临终关怀现状及其发展前景述评 [J]. 医学与社会, 2008, (2): 19-21.